Guía de intervención logopédica
en el síndrome de Down

TRASTORNOS DEL LENGUAJE

Proyecto Editorial
TRASTORNOS DEL LENGUAJE

Serie
Guías de Intervención

Directores:
Carlos Gallego
Miguel Lázaro

Elena Garayzábal Heinze
Miguel Lázaro López-Villaseñor
Esther Moraleda Sepúlveda

Guía de intervención logopédica en el síndrome de Down

TRASTORNOS DEL LENGUAJE

EDITORIAL SINTESIS

Consulte nuestra página web: **www.sintesis.com**
En ella encontrará el catálogo completo y comentado

Vallehermoso, 34. 28015 Madrid
Teléfono: 91 593 20 98
www.sintesis.com

ISBN: 978-84-9171-218-3
Depósito Legal: M-27.046-2018

Impreso en España. Printed in Spain

Índice

Prólogo

Los autores de este libro hemos tratado de presentar una visión comprehensiva de la evaluación e intervención logopédica en el síndrome de Down. La intención no es, pues, dar a conocer los últimos avances experimentales y de laboratorio que sobre este síndrome puedan existir, sino más bien la de presentar de modo claro y conciso el estado actual de la cuestión, muy especialmente centrado en el ámbito de la intervención en la comunicación, la lengua y el habla. Se trata, por tanto, de un libro especialmente concebido para padres y madres, así como para estudiantes de diversos grados y estudios secundarios con implicación en la enseñanza, educación e intervención en esta población, además de para aquellos profesionales que trabajan en el ámbito de la logopedia.

Los aspectos fundamentales de este trabajo son la evaluación y, sobre todo, la intervención logopédica en personas con síndrome de Down. Como se verá más adelante, pese a tratarse del síndrome de naturaleza genética más frecuente con afectación intelectual, existe una escasa bibliografía acerca de la intervención logopédica. Esta carencia se hace aún más evidente si se considera por separado el caso del español, lengua en la que las propuestas de intervención educativa publicadas son muy escasas. En este sentido es importante considerar que los aspectos puramente lingüísticos (como, por ejemplo, la morfosintaxis) difieren mucho entre las diversas lenguas, y eso supone que las propuestas realizadas para una determinada lengua, como en el caso del inglés, en el que sí existe una relativamente profusa bibliografía sobre intervención en el lenguaje, puedan no tener los mismos resultados cuando se trata de intervenir con personas hispanohablantes. No obstante, esto no significa que no se puedan estudiar y modificar los trabajos de otras lenguas tratando de acomodarlos a la nuestra y a los hallazgos propios encontrados en español. Esta labor integradora de la evidencia disponible es la que tratamos de llevar a cabo y presentar en este libro.

En esta guía se desarrollará un capítulo dedicado expresamente al papel de las familias, fundaciones y asociaciones de afectados. Las familias desempeñan un papel fundamental en la mejora de las habilidades lingüísticas y comunicativas de las personas con síndrome de Down. No solo los profesionales son los que se deben encargar de ello, sino que las familias son las que, bien asesoradas, pueden contribuir a los mayores avances en sus hijos. Por otro lado, las fundaciones y asociaciones tienen también una función muy relevante que, sin embargo, ha pasado desapercibida en las reflexiones relacionadas sobre la intervención logopédica. Por ello, se mostrará de qué manera la labor de las fundaciones y asociaciones puede mejorar no solamente la situación de los afectados, sino también la de sus familias. Estas asociaciones suponen para las personas con síndrome de Down, y para sus familias, lugares en los que realizar distintas tareas formativas y educativas, muchas veces, imposibles de asumir por los centros convencionales donde cursan sus estudios o desarrollan su actividad laboral. Para las familias son, a su vez, puntos de encuentro en donde obtener apoyo psicológico –directa o indirectamente–, así como experiencias comunes que sirven para integrarse y aprender.

1 El síndrome de Down

> No soy la única, pero aun así soy alguien. No puedo hacer todo, pero aun así puedo hacer algo; y justo porque no lo puedo hacer todo, no renunciaré a hacer lo que sí puedo.
>
> Helen Keller

El síndrome de Down fue descubierto por el médico británico John Langdon Haydon Down en 1866. Este médico describió las características clínicas y proporcionó la primera descripción física que tenía en común un grupo concreto de personas que asemejaron los rasgos fenotípicos físicos a los de la etnia mongola, por lo que el síndrome se conoció inicialmente como síndrome mongoloide o mongolismo (*mongolian idiocy*). Pero hubo de pasar un tiempo hasta que, en 1959, el genetista francés Jérôme Lejeune descubriera, por medio de la aplicación de técnicas de estudio del cariotipo, en aquella época muy novedosas, la alteración cromosómica del par 21 y la relacionara con las características que posteriormente describiremos. Esta trisomía resultó ser la primera alteración cromosómica hallada en el hombre y constituye en la actualidad la principal y más frecuente causa genética de discapacidad intelectual.

1.1. Aspectos genéticos

El síndrome de Down es una alteración del desarrollo causada por una alteración genética debida a una porción extra de información genética en el cromosoma 21; de hecho, este síndrome se conoce también como trisomía del cromosoma 21. Esta información extra puede estar presente en todas las células o solo en algunas. Desde un punto de vista genético poseemos 23 pares de cromosomas, cada cromosoma está duplicado (46 XY en los hombres y 46 XX en las mujeres). En el caso del síndrome de Down, el cromosoma 21 está triplicado. El síndrome de Down, por tanto, se debe a una mutación cromosómica numérica por aneuploidía (por cambio en el número de cromosomas).

Gracias a la investigación sobre el genoma humano, en el año 2000 el cromosoma 21 quedó completamente secuenciado, y se sabe que contiene de 200 a 300 genes que proporcionan información para la creación de proteínas. También que es el cromosoma humano más pequeño y que representa entre el 1,5 y 2% del total del ADN de las células (*Genetics Home Reference*).

Dentro del cromosoma 21, los mapeos genéticos de alta resolución muestran la existencia de una región crítica, q22.2, esto es, que afecta al brazo largo del cromosoma, en la banda 22, que podría asociarse con los rasgos típicos y principales del síndrome de Down, como la discapacidad intelectual, la hipotonía, los rasgos faciales y la estatura corta. Sin embargo, varios trabajos parecen indicar que la causa del síndrome de Down y sus rasgos asociados no pueden deberse tan solo a una alteración en el cromosoma 21. Como bien indicaron Korenberg *et al.* (1994), la existencia de una región cromosómica implicaría que un solo gen o un grupo de ellos explicarían todos los rasgos del síndrome de Down, lo que es muy improbable. Estos autores sostienen que hay duplicaciones de regiones distintas al 21q22 que producen muchos de los rasgos típicos del síndrome de Down. Hay evidencias de la interacción de genes localizados en otros cromosomas que darían cuenta del síndrome de Down.

Roizen y Patterson (2003) proporcionan un detalle de los genes del cromosoma 21 que afectan a aspectos metabólicos, por un lado, y genes que están implicados muy posiblemente en el desarrollo cerebral, pérdida neuronal y neuropatología de tipo alzhéimer, por otro.

A diferencia de otros síndromes, el síndrome de Down es un síndrome bastante conocido, tal vez porque es un trastorno genético con una alta incidencia y sobre el cual se ha desarrollado bastante investigación, especialmente en las últimas décadas. Esto, sin duda, ha redundado en un mayor conocimiento médico –lo que ha supuesto un aumento en la esperanza de vida de las personas con síndrome de Down–, social y educativo, posibilitando la mejora y el desarrollo de programas específicos de muchas de las capacidades de esta población.

Se desconoce por qué existe un cromosoma extra en el síndrome de Down, pero es sin duda la característica genética asociada al síndrome. Los estudios citogenéticos muestran que, si bien en el 95% de los casos se produce esta trisomía del cromosoma 21, hay otros dos tipos de síndrome de Down: por mosaicismo y por translocación.

La translocación afecta al 3 o 4% de los casos con síndrome de Down. Se produce cuando en el momento de la división celular el cromosoma 21 se rompe y se une a otro cromosoma (este suele ser el cromosoma 14).

El mosaicismo se da en un 1 o 2% de las personas con síndrome de Down, y es el resultado de un fallo en la división celular que se produce muy temprano en el desarrollo del feto y que tan solo afecta a unas células.

Cuadro 1.1. *Genética del síndrome de Down*

Tipo	*% de síndrome de Down*	*Causa*
Trisomía	95	Se produce una división celular extra del cromosoma 21
Translocación	4	Rotura del cromosoma 21, una parte se une a otro cromosoma
Mosaicismo	1	Fallo en la división de algunas células

1.2. Diagnóstico

El hecho de que en el periodo prenatal se produzcan anomalías cromosómicas tempranas permite diagnosticar el síndrome de Down con cierta prematuridad. Como se ha mencionado, la trisomía del cromosoma 21 es una alteración genética relativamente común y se ha estudiado en profundidad, por lo que el diagnóstico prenatal puede realizarse con bastante éxito. Las pruebas de diagnóstico prenatal tienen como objetivo ofrecer estimaciones de la probabilidad de la existencia de síndrome de Down en fetos durante el embarazo. En función de dichos resultados se informa a los padres sobre la idoneidad de hacerse pruebas diagnósticas más invasivas, pero más precisas. Hay pruebas de detección que incluyen marcadores específicos en diferentes momentos del embarazo. Las principales técnicas para detectar y diagnosticar el síndrome de Down son:

a) *Análisis de sangre:* esta prueba se realiza en el primer trimestre de gestación y analiza dos proteínas que produce la placenta. La presencia de niveles anómalos de estas proteínas puede identificar el síndrome de Down.

b) *Ultrasonidos (ecografía):* permite detectar, por un lado, la translucencia nucal fetal, esto es, la acumulación de líquido en la zona de la nuca. Los fetos con anomalías suelen tener más líquido acumulado en esta zona. En segundo lugar, se puede detectar la ausencia del hueso nasal que se produce en un 67% de los fetos con síndrome de Down. El marcador de hueso nasal parece correlacionarse con la translucidez nucal, la edad de gestación y la raza. Por último, por medio de la ecografía podemos detectar el acortamiento del fémur y del húmero, también un indicativo de que el feto pueda tener síndrome de Down.

  Estas dos pruebas, análisis de sangre y ecografía, permiten detectar e identificar el síndrome de Down entre el 79 y el 90% de los casos, pero no permiten una fiabilidad del 100%. Además, en la bibliografía e información disponible sobre el síndrome se alerta de la existencia de falsos positivos y falsos negativos.

c) *Biopsia de corion, biopsia corial o biopsia de las vellosidades coriónicas (BVC):* es un método invasivo que consiste en la obtención de vellosidades coriales de la placenta. Mide el cariotipo fetal.

d) Análisis de múltiple marcador: se realiza a partir de un análisis de sangre con el que se estudian diferentes niveles hormonales del embarazo, concretamente el nivel de alfa-fetoproteína (AFP), una proteína que es producida por el bebé; el nivel de una hormona que se origina en la placenta, llamada gonadotropina coriónica humana (GCH); el estriol libre generado en el feto y la placenta; y la inhibina A, que es una hormona secretada por la placenta. Esta prueba ayuda en el diagnóstico de la presencia en el feto de defectos congénitos.

e) Amniocentesis: detecta un amplio espectro de anomalías cromosómicas a partir de la extracción de líquido amniótico. Se recomienda esta prueba cuando las pruebas de revisión triple (puntos A, B y C) realizadas durante el primer trimestre arrojan resultados anómalos.

Estas dos últimas pruebas [*d)* y *e)*] poseen una fiabilidad del 99% en la detección del síndrome de Down.

Cuadro 1.2. *Exámenes prenatales para la detección y diagnóstico del síndrome de Down*

Aplicación de pruebas	*Detección*	*Diagnóstico fiable*
Primer trimestre de gestación	Análisis de sangre (semanas 9-13 del embarazo)	Biopsia corial (semanas 11-14 del embarazo)
	Ultrasonido (semanas 11-13 del embarazo)	
Segundo trimestre de gestación		Análisis de marcador múltiple (semanas 15-18 del embarazo) Amniocentesis (semanas 16-22 de gestación)

En el cuadro 1.3 se presentan, de forma general e informativa, los principales hitos en el descubrimiento y diagnóstico del síndrome de Down.

Cuadro 1.3. *Principales hitos históricos de la investigación en el síndrome de Down*

Año	*Hito*	*Autor*
1933	Se relaciona la edad materna con el riesgo de tener un hijo con síndrome de Down	Penrose
1959	Se detecta la trisomía del cromosoma 21	Lejeune *et al.*
1968	Primer diagnóstico prenatal por medio de amniocentesis	Valenti *et al.*
1984	Se descubre que niveles bajos de alfa-fetoproteína (AFP) en la madre indican anomalías cromosómicas fetales	Merkatz *et al.*
1987	Se desvincula la edad materna y los bajos niveles de AFP del riesgo de tener un hijo con síndrome de Down	Cuckle *et al.*
1987	Se descubre que el nivel de la hormona gonadotropina coriónica humana (GCH) es dos veces más alta en embarazos con síndrome de Down	Bogart *et al.*
1988	Se ve que los niveles de estriol libre son más bajos en los embarazos con síndrome de Down	Carnick *et al.* Wald *et al.*
1988	Se crea el triple test prenatal para detectar el síndrome de Down	Wald *et al.*
1992	Se propone el triple test como prueba rutinaria para detectar el síndrome de Down en el 70%	Wald *et al.* Haddow *et al.*
1996	La inhibina A, junto con el triple marcador, permite incrementar la detección del síndrome de Down en el 76% de los casos	Van Lith *et al.* Wald *et al.*

Fuente: Wald *et al.* (1997).

1.3. Prevalencia

Según la información recogida por el Estudio Colaborativo Español de Malformaciones Congénitas (cuadro 1.4), durante el periodo 1980-2007 se diagnosticó el síndrome de Down a aproximadamente 11 de cada 10.000 nacidos. Es interesante observar la progresiva disminución de la incidencia a partir de los años ochenta, pese al incremento en la edad media de las madres. Hoy en día se sabe que existe una fuerte asociación entre la edad materna y la probabilidad de tener hijos con síndrome de Down, lo que fue ya descrito en 1933 por Penrose. Si consideramos que la National Down Syndrome Society (NDSS) informaba en 2008 de que la tasa de mortalidad en la población a nivel mundial disminuye mientras que la edad para tener hijos aumenta –lo que ocurre particularmente en el caso de España–, se esperaría un incremento en la tasa de hijos con síndrome de Down, que sin embargo no está sucediendo. El motivo de ello es desconocido y, por tanto, solo se puede especular, aunque algunos autores sostienen que las legislaciones que permiten abortos en determinados supuestos son los responsables de este decrecimiento en la tasa de nacimientos de niños con síndrome de Down. En el cuadro 1.4 pueden observarse los datos para España.

Cuadro 1.4. *Número de nacidos con síndrome de Down en España en el periodo 1980-2007*

Periodo	*Por cada 10.000 nacimientos*
1980-1985	14,78
1986-2006	10,05
2007	8,09
TOTAL	**11,33**

Fuente: Estudio Colaborativo Español de Malformaciones Congénitas (2008).

Los últimos datos estadísticos relacionados con el total de nacimientos de bebés con síndrome de Down en España entre los años 2012 y 2015 muestran que en el año 2012 hubo 306 nacimientos; en el año 2013, 304; en el año 2014 hubo 286, y en el año 2015 hubo 269 (down21.org).

La Encuesta de Discapacidad, Autonomía Personal y Situaciones de Dependencia (EDAD, 2008), realizada por el Instituto Nacional de Estadística con el apoyo del Ministerio de Sanidad y Política Social, la Fundación ONCE, el CERMI y la FEAPS, afirma que en España viven aproximadamente 34.000 personas con síndrome de Down. En total, se estima que en Europa viven más de 500.000 personas con este síndrome.

El porcentaje es similar en otras regiones y países no europeos. Por ejemplo, en Estados Unidos la tasa de recién nacidos con síndrome de Down en el periodo 1979-2003 fue de 11,8 por cada 10.000 nacimientos (Center for Disease Control and Prevention, 2003). El ECLAMC (Estudio Colaborativo Latino Americano de Malformaciones Congénitas) establece un 18,8 por cada 10.000 nacimientos en el periodo 1998-2005 (Nazer y Cifuentes, 2011).

Sin embargo, existen otras regiones con datos ciertamente llamativos. Por ejemplo, en Japón, la tasa es de 4,2 por cada 10.000 nacimientos (International Clearinghouse for Birth Defects Surveillance and Research, 2005). En estudios realizados en Emiratos Árabes Unidos, por el contrario, se informa de una incidencia de 22,2 por cada 10.000 nacimientos. La alta incidencia en ese país es comparable a la encontrada en otros países árabes y del Medio Oriente. Las notables diferencias entre países se deben principalmente a variables socioculturales, especialmente a la legalidad o no del aborto, como se ha indicado anteriormente (véase Weijerman, Van Furth, Vonk, Van Wouwe, Broers y Gemke, 2008). En el mundo viven casi seis millones de personas con síndrome de Down (National Down Syndrome Society, 2011).

1.4. Características neuroanatómicas y neurológicas del síndrome de Down

1.4.1. Citoarquitectura cerebral

Los estudios histológicos del cerebro en las personas con síndrome de Down muestran alteraciones tanto en la morfología como en el número de neuronas. Estas diferencias son observables a partir de la 25.ª semana de gestación.

La corteza cerebral está formada por seis láminas diferentes que contienen neuronas que reciben o proyectan información de otras zonas corticales y subcorticales.

Cuadro 1.5. *Láminas y neuronas corticales*

Láminas	*Neuronas*	*Actuación*
I. Molecular	Predominan las ramas terminales de dendritas y axones	Es la capa más superficial de la corteza cerebral y se considera como el campo sináptico de la corteza
II. Granular externa	Células piramidales pequeñas y neuronas asociativas	Sus dendritas alcanzan solo la capa I, pero sus axones son profundos
III. Piramidal externa	Células piramidales típicas	Sus axones actúan como fibras de asociación y de proyección a otras áreas corticales
IV. Granular interna	Células estrelladas	Reciben información intrahemisférica y talámica
V. Piramidal interna	Células piramidales grandes	Es la capa más profunda de la corteza cerebral. Sus células se extienden a zonas subcorticales como el estriado, el tallo cerebral y la médula espinal

La capa IV es una capa que está especialmente desarrollada en áreas sensitivas primarias de la corteza cerebral, el lóbulo parietal. En la capa II, las conexiones entre las neuronas son horizontales y parece que presentan modos de plasticidad neuronal que son dependientes de la experiencia. Estas conexiones se dan en áreas sensitivas y motoras localizadas en la corteza cerebral (Gilbert, 1995). La capa II (junto con la I y la III) funciona como asociación intracortical, mientras que la capa IV recibe los impulsos eferentes del tálamo. Los estudios muestran que tanto la lámina II como la IV presentan irregularidades en cuanto al número de neuronas y su distribución en la corteza (Wisniewski, 1990).

Por otro lado, se apunta a que la síntesis de la serotonina, y su metabolito principal (*ácido* 5-hidroxindolacético), está reducida en la corteza frontal ya a las 20 semanas de gestación, al igual que los niveles de taurina y GABA, y daría cuenta de alteraciones del neurodesarrollo de las personas con síndrome de Down. Lo que se desconoce todavía es si la disminución de los neurotransmisores es causa o consecuencia de un desarrollo cerebral anómalo en el síndrome de Down.

1.4.2. Aspectos neuroanatómicos

La descripción neuroanatómica del síndrome de Down es relativamente extensa. Con las nuevas técnicas neurofisiológicas podemos conocer cada vez más cómo está configurado el cerebro de las personas con síndrome de Down. Los estudios son unánimes en señalar que el encéfalo de las personas con síndrome de Down es volumétricamente inferior en algunas áreas y que su peso es menor.

Los estudios realizados con resonancia magnética (RM) coinciden en señalar los siguientes aspectos volumétricos neuroanatómicos de las personas con síndrome de Down (Haydar y Reeves, 2012):

- En relación con el encéfalo, los datos señalan que:
  - El volumen cerebral general es más pequeño, en torno a un 20% menor (en los adultos), y conlleva una disminución del lóbulo frontal, temporal y occipital, mientras que el volumen del lóbulo parietal es normal. Esa disminución general se ha observado ya en fetos en el mes 4-5 de gestación (Guihard-Costa *et al.*, 2006; Lott, 2012).
  - El giro temporal superior es considerablemente más pequeño.
  - El volumen cerebelar es más pequeño (por debajo del 75% de promedio).
- Respecto al tronco encefálico se ha observado un volumen inferior del tallo encefálico.
- En relación con el sistema límbico se observa:
  - Volumen menor del hipocampo.
  - Circunvolución parahipocampal mayor que en personas con desarrollo típico.
  - Atrofia de la amígdala y cuerpo calloso.

- Volumen de materia gris mayor en el lóbulo parietal.
- Volúmenes de materia gris subcortical mayores.
- Volúmenes de materia blanca mayores en el lóbulo temporal.
- Parece existir una disociación en el desarrollo temporal de las estructuras corticales frente a las subcorticales.
- La acumulación de placas seniles y la presencia de nudos neurofibrilares dan cuenta de las características neuropatológicas de la demencia tipo alzhéimer en las personas adultas con síndrome de Down, entre otros factores.

Esta morfología cerebral diferente está presente desde edades muy tempranas y parece que no hay duda de que determina el trastorno del neurodesarrollo y los déficits cognitivos y evolutivos del síndrome que subyacen a él.

1.5. Variables fenotípicas y trastornos asociados

Kaminker y Armando (2008) realizaron una revisión de los principales rasgos fenotípicos de la población con síndrome de Down. El cuadro 1.6 recoge sus aportaciones a modo de resumen.

En términos generales, se destaca que el desarrollo físico por lo general es más lento que el de los grupos poblacionales equiparables por edad y sexo de niños con un desarrollo típico, por lo que las medidas antropométricas deben ser referidas a estándares específicos para niños con síndrome de Down. La estatura media de un recién nacido con síndrome de Down es 2-3 centímetros menor y el peso suele ser unos 400 gramos inferior que el de los bebés con desarrollo típico (DT en adelante). En cuanto a la estatura final, esta suele situarse en los 151 cm para los hombres y 141 centímetros para las mujeres (Marder y Dennis, 2001).

La presencia de síndrome de Down se relaciona con una alta incidencia de anomalías congénitas cardiacas y gastrointestinales. También se dan con una frecuencia mayor en las personas con síndrome de Down que en el resto de la población los fenómenos de tipo autoinmune, como el hipotiroidismo y la enfermedad celiaca, así como ciertas anomalías hematológicas como la leucemia linfoblástica aguda y el trastorno mieloproliferativo transitorio. Son frecuentes las infecciones de las vías respiratorias superiores, que se traducen en otitis medias recurrentes. Esta mayor susceptibilidad a las infecciones se relaciona con ciertos parámetros anómalos del sistema inmune y da lugar a que el síndrome de Down sea el síndrome genético que más frecuentemente se asocia a alteraciones de tipo inmunitario.

Cuadro 1.6. *Rasgos fenotípicos característicos de los neonatos con síndrome de Down*

Rasgos fenotípicos	*Descripción*	*Porcentaje*
Craneofaciales	Puente nasal chato	61
	Braquicefalia	76
Oculares	Hendiduras palpebrales	79
	Epicanto	48
	Manchas de Brushfield	53
	Estrabismo	22
	Nistagmo	11
Auriculares	Orejas displásicas	53
	Ausencia de lóbulo	70
Orales	Boca abierta	61
	Fisura labial	56
	Protusión lingual	42
	Macroglosia	43
	Surcos linguales	61
	Paladar estrecho	67
Cuello	Ancho y corto	53
Tórax	*Pectus excavatum*	10
	Pectus carinatum	8
	Cifosis	11

[.../...]

Cuadro 1.6. *(Continuación)*

Rasgos fenotípicos	*Descripción*	*Porcentaje*
Abdomen	Diastasis de rectos	82
	Hernia umbilical	5
Genitales	Criptorquidia	21
	Escroto pequeño	37
	Pene pequeño	70
Manos	Anchas y cortas	70
	Braquidactilia	67
	Pliegue transverso	52
	Clinodactilia	59
	Pliegue único 5.° dedo	20
Pies	Separación entre 1.er y 2.° dedo	50
	Pliegues plantares	31
Articulaciones	Hipotonía	62

Fuente: Kaminker y Armando (2008).

1.5.1. Aspectos sensoriales

En cuanto a la visión existen varias patologías que aparecen con frecuencia en las personas con síndrome de Down. Los problemas oftalmológicos incluyen: cataratas congénitas (13%) y adquiridas (50%), estrabismo (45%), nistagmo (35%), blefaritis (30%), obstrucción del conducto nasolagrimal (20%) y otras alteraciones, como glaucoma y queratocono. Los problemas de refracción pueden llegar a un 70%, siendo la miopía el más frecuente.

Muchos niños con síndrome de Down (del 60 al 80%) sufren una pérdida auditiva entre leve y moderada. Esto puede deberse a un aumento de cera (cerumen) en el canal auditivo, frecuentes infecciones en el oído, acumulación de líquido en el oído y configuración anómala de los huesecillos del oído medio. Pueden aparecer problemas de drenaje desde el oído medio a la garganta por congestión, infecciones de las vías respiratorias superiores, grandes vegetaciones o pobre funcionamiento de la trompa de Eustaquio. Respecto de estas alteraciones auditivas, Shott *et al.* (2001) mostraron que de su muestra de 48 niños con síndrome de Down de entre 2 meses y 3 años de edad, un 34% presentaba audición normal, un 28% tenía pérdida unilateral y un 38% padecía pérdida bilateral.

Los déficits de las funciones sensoriales, que afectan a la visión y a la audición, limitan la entrada de información al cerebro y desembocan en respuestas más pobres, problemas de atención y desmotivación, además de provocar cambios en la percepción espacial, la locomoción, la exploración manual y problemas de equilibrio.

1.5.2. Aspectos motores

El retraso en el desarrollo motor es una de las características más evidentes en los niños con síndrome de Down. Los principales aspectos han sido descritos por Stafford (2011):

- *a)* Hipotonía y retraso en el desarrollo postural normal principalmente causado por un retraso de la maduración del cerebelo.
- *b)* Persistencia de reflejos primitivos originado por un retraso en la maduración cerebral.
- *c)* Laxitud de ligamentos, que junto a la hipotonía produce hipermovilidad en las articulaciones, y que suele ir asociada a pies planos y provoca una marcha torpe y problemas de coordinación motora generales y fácil fatigabilidad, entre otros (Haro *et al.*, 2014).
- *d)* Dificultades de control visomotor, de lateralidad y de coordinación oculomanual.

Las características cerebrales que presentan las personas afectadas por el síndrome de Down, mencionadas anteriormente, se traducen en una mayor lentitud en lo que a prerrequisitos del desarrollo motor se refiere, como por ejemplo en el procesamiento, interpretación y elaboración de la información. Además, las proporciones corporales del síndrome de Down (estatura inferior, menor longitud de las piernas, huesos más cortos) pueden dar lugar a efectos negativos sobre la fuerza, la postura, la locomoción y la manipulación.

Los niños con síndrome de Down consiguen, aunque con retraso, los mismos logros motores que un niño con DT (Riquelme y Manzanal, 2006). Escribá (2001) establece diferentes ritmos en el desarrollo motor entre niños con síndrome de Down y niños sin discapacidad. Por lo general, los hitos que más se retrasan son los que exigen un alto nivel de coordinación y en los que intervienen transferencias de peso (rastreo, caminar de forma autónoma, etc.).

Cuadro 1.7. *Adquisición de hitos psicomotores*

Conducta	*Síndrome de Down (meses)*		*Población general (meses)*	
	Promedio	Intervalo	Promedio	Intervalo
Sonrisa	2	1-3	1	1-3
Volteo	6	2-12	5	2-10
Sentarse	9	6-18	7	5-9
Arrastre	11	7-21	8	6-11
Mantenerse en pie	10	10-32	11	8-16
Gateo	20	12-45	13	8-18

Fuente: Escribá (2001).

Dentro de los aspectos motores, el desarrollo de la marcha es quizá el más importante. El retraso en su aparición afecta a otras dimensiones del niño, como la cognitiva y la social, ya que el desplazamiento y el inicio de la bipedestación independiente conllevan un componente fundamental en el desarrollo personal del niño. Con la marcha, el niño madura el aprendizaje de aspectos psicomotores como la distancia, la profundidad, la localización de objetos en el espacio, el esquema corporal, etc., y directamente se enfrenta al mundo por sí mismo, sin la limitación de observar solamente lo que se le ha mostrado.

Con respecto a otras personas que presentan también discapacidad intelectual asociada a otra patología, las personas con síndrome de Down tienen menor fuerza muscular y además peores condiciones cardiovasculares. Muestran también niveles más bajos de desarrollo motor, menos habilidad en las pruebas de equilibrio, significativamente menor capacidad para la carrera, mayores niveles de obesidad y más problemas relacionados con el envejecimiento.

1.6. Variables cognitivas

A partir de las características genotípicas del síndrome de Down se ha querido determinar también un fenotipo más o menos homogéneo que, aunque bastante caracterizado en términos generales, presenta diferentes grados de alteración, como muestran los diferentes estudios.

Existe una gran variación interindividual en el síndrome de Down respecto a las características cognitivas, que se manifiestan con diferentes grados de severidad y que afectan a todo su desempeño intelectual. El grado de discapacidad intelectual, los factores medioambientales, los factores epigenéticos y los debidos al azar determinan las características cognitivas de las personas que padecen este síndrome.

Hay varios agentes que dan cuenta del deterioro cognitivo en el síndrome de Down, como las convulsiones, los problemas de visión y audición, el trastorno obsesivo compulsivo, además de la demencia tipo alzhéimer, ampliamente documentada en las personas con síndrome de Down. De la misma manera, como se ha mencionado anteriormente, los aspectos neuroanatómicos parecen contribuir también a este deterioro cognitivo. En general, es importante recalcar que un buen diagnóstico y tratamiento permiten optimizar el funcionamiento cognitivo de las personas que padecen síndrome de Down.

En relación con los aspectos cognitivos, yendo más allá de la discapacidad intelectual general característica, se puede trazar un perfil de posibles dificultades y "destrezas" que se resume de la siguiente forma:

a) Dificultades:

- Velocidad de procesamiento y tasa de respuesta muy reducida.
- De atención.
- De aprendizaje.
- De concentración.
- De memoria a corto plazo.
- De memoria explícita a largo plazo (memoria declarativa).
- De estrategias de exploración y la poca flexibilidad cognitiva.
- De lenguaje, especialmente aspectos relacionados con la morfología y la sintaxis.
- En la coordinación oculomanual.
- En los procesos lógicos, de abstracción, deducción y generalización.

b) Destrezas relativas:

- De memoria visoespacial a corto plazo.
- De aprendizaje asociativo.
- De memoria implícita a largo plazo (memoria procedimental, no consciente).
- Vocabulario.
- Habilidades visoespaciales en general.

Lott y Dierssen (2010) presentan una interesante relación entre la estructura cerebral de las personas con síndrome de Down y sus implicaciones en determinadas áreas de la cognición que se muestra en el siguiente cuadro:

Cuadro 1.8. *Estructuras cerebrales y su implicación en el fenotipo cognitivo del síndrome de Down*

Estructura cerebral	*Alteraciones estructurales en el síndrome de Down*	*Aspectos cognitivos relacionados*	*Alteraciones cognitivas en el síndrome de Down*
Hipocampo	Alteración microestructural y funcional	Almacenamiento a largo plazo de recuerdos explícitos	Problemas de memoria episódica: almacenamiento y recuperación de recuerdos
Lóbulo temporal	Reducido	Memoria a largo plazo	Problemas de almacenamiento de información
Lóbulo frontal	Reducido	Función ejecutiva	Problemas de flexibilidad y ajuste a las demandas de una tarea
Cerebelo	Hipoplasia cerebelar	Control muscular y coordinación motora	Problemas de hipotonía, disfunción motora que afecta al aprendizaje, cognición espacial y fluidez verbal
Circuito cortico-cerebelar/corticolímbico	Alteraciones funcionales	Atención, control ejecutivo, aprendizaje del lenguaje, memoria de trabajo, emoción	Sus alteraciones dan cuenta del fenotipo cognitivo del síndrome de Down
Estructuras fronto-cerebelares	Alteración de la conectividad	Articulación y memoria verbal del trabajo	Alteración de las habilidades lingüísticas y visoespaciales

Fuente: Lott y Dierssen (2010).

1.7. Variables conductuales

Las personas con síndrome de Down suelen presentar diversas alteraciones conductuales que pueden limitar su funcionamiento en el día a día y también condicionar sus aprendizajes en general y educativos en particular.

- *Atención*: tienen problemas de atención sostenida, por lo que pueden dedicarle poco tiempo e interés a la tarea que están realizando. La consecuencia más importante de ello es la falta de motivación. De la mano de los problemas de atención va la impulsividad, con elevada tendencia a comenzar a actuar antes de procesar la información, lo que en ocasiones hace que muchos de ellos sean diagnosticados de TDAH. De hecho, muchos problemas de procesamiento de lenguaje, ansiedad y audición parecen estar muy vinculados a los problemas de atención.
- *Trastorno obsesivo compulsivo (TOC)*: suele presentarse en forma de comportamientos repetitivos, pensamientos rígidos (poca flexibilidad mental), preocupaciones y comportamiento inquieto. Parece ser que aunque el TOC propio del síndrome de Down no es cualitativamente diferente de los TOC que se dan en personas con desarrollo típico equiparados en edad mental, sí se aprecian episodios más frecuentes e intensos en las personas con síndrome de Down.
- *Comportamientos opositivos*: la mayoría de las veces obedecen a frustraciones personales, dificultades ante una tarea o imposibilidad de comunicarse o hacerse entender.
- *Deambulación errática o huida*: puede afectar a la integridad de la persona. Es una tendencia habitual en las personas con síndrome de Down, pronunciada especialmente en la infancia y en el periodo adulto (coincidiendo con las primeras manifestaciones de demencia tipo alzhéimer). Este tipo de comportamiento está en estrecha relación con los problemas TOC, hiperactividad y comportamientos opositivos.

1.8. Variables lingüísticas

Según Buckley *et al.* (2000), los trastornos del lenguaje en el síndrome de Down estarían asociados con los dos siguientes factores:

a) *Limitaciones cognitivas*: los déficits cognitivos presentes en la discapacidad intelectual pueden explicar los bajos niveles de desarrollo que se producen en los procesos de comprensión y expresión del lenguaje.
b) *Bases neurológicas del lenguaje*: la organización y el funcionamiento cerebral de las personas con síndrome de Down tienen características que dan lugar a la alteración en el desarrollo de las habilidades psicolingüísticas. La anatomofisiología normal del cerebro es una condición necesaria para la adquisición y el desarrollo del lenguaje. Por tanto, las alteraciones que aparecen en los distintos mecanismos cerebrales pueden ofrecer una explicación sobre el origen de las dificultades lingüísticas que presentan estas personas.

Parece haber consenso entre la comunidad científica a la hora de afirmar que el grado de alteración lingüística parece aumentar con la edad o, dicho de otro modo, que las diferencias entre las personas con desarrollo típico y con síndrome de Down se acrecientan con la edad. En general, las habilidades lingüísticas en las personas que padecen síndrome de Down no son uniformes y existe una disociación específica diferente en los distintos dominios y subdominios del lenguaje.

En las personas con síndrome de Down hay una mayor afectación del lenguaje expresivo que del lenguaje comprensivo (Chapman, Hesketh y Kistler, 2002). Este último parece estar en consonancia con los aspectos cognitivos generales del síndrome, pero también se ha recalcado que la comprensión tiende a empobrecerse con el tiempo en relación con desarrollo cognitivo, si bien, siempre tiene un nivel superior a la expresión.

Aunque la comprensión del lenguaje es un área que se ve menos alterada que el lenguaje expresivo en las personas con síndrome de Down, también está afectada si se considera el nivel cognitivo. Dentro de la comprensión verbal, numerosos autores establecen una distinción entre las distintas áreas del lenguaje. Parece existir una capacidad distinta entre los niveles de sintaxis y vocabulario receptivo, pues hay una mejor comprensión del léxico que de la sintaxis. Aun así, el nivel de vocabulario receptivo es ligeramente inferior al de niños con desarrollo típico (DT) o comparados en edad mental (EM) o longitud media de enunciado (LME). Diversos autores sugieren que los distintos niveles de comprensión del vocabulario pueden ser debidos a la mayor o menor variedad en las experiencias vitales de los niños y adolescentes con síndrome de Down. De ser esta hipótesis cierta, se justificaría la intervención logopédica y también la estimulación escolar o familiar en esta área del léxico.

Por lo que respecta al lenguaje expresivo, este se encuentra retrasado en los niños con síndrome de Down con respecto a los niños con DT. Los retrasos pueden aparecer en primer lugar en las conductas comunicativas no verbales de petición, aunque la frecuencia de gestos como sustitución de comentarios se produce de manera similar. Se ha resaltado en varias ocasiones que muchos niños con síndrome de Down se apoyan en gestos y signos, en lugar de usar el vocabulario expresivo. La comunicación gestual puede constituir una destreza en esta población (Galeote *et al.*, 2008). Según Stefanini, Caselli y Volterra (2007) predominan los gestos icónicos en su comunicación, como refuerzo o sustitución de las palabras habladas, lo que les permite representar adecuadamente el significado. Un porcentaje bajo de la población con síndrome de Down no consigue comunicar oralmente, por lo que es necesario apoyarse en sistemas aumentativos y alternativos de comunicación como el bimodal, o el *cued speech*, a veces también en la lengua de signos, lo que se ve favorecido precisamente por esta relativa destreza de la comunicación gestual. No obstante, el uso de gestos y su relación con el posterior desarrollo del lenguaje sigue siendo un aspecto de especial relevancia dentro de la investigación y no se han obtenido todavía datos concluyentes. Por último, el lenguaje expresivo es pobre en el síndrome de Down en relación con su capacidad cognitiva, es decir, aunque se considere un bajo cociente intelectual y se esperen por ello niveles algo inferiores en relación con el lenguaje, el nivel de los niños con síndrome de Down en el ámbito expresivo suele ser inferior al esperado.

Gran parte de las alteraciones y trastornos del lenguaje descritos en personas con síndrome de Down vienen determinados por las características fenotípicas propias que presenta este síndrome. Es frecuente que en el síndrome de Down exista una hipotonía muscular generalizada que incluye a los músculos de la cara, la lengua, labios y todo lo que podemos denominar músculos fonoarticulatorios. Los movimientos de los labios, las mejillas y la lengua en el proceso de la deglución son con frecuencia anómalos y, por ende, pueden afectar a la base de la articulación de los sonidos del habla. Además, existen diferencias estructurales, como un arco palatino estrecho (paladar ojival), la arcada dentaria irregular, la mordida abierta o una lengua relativamente grande (protuyente o macroglosia). Tanto la posible hipotonía como las particularidades estructurales contribuyen a la dificultad para articular y favorece el exceso de salivación (sialorrea). Estas características afectan directamente al habla y constituyen un problema de disfunción oromotora (DOM) claro, tal y como se observa en el cuadro 1.9. De hecho, según el trabajo clásico de Dodd (1977), aproximadamente el 95% de los niños con síndrome de Down presenta alteraciones en la articulación. No obstante, parece que existe un avance significativo y una reducción de los procesos fonológicos a medida que el niño madura.

Otra característica específica del habla en el síndrome de Down, es la voz ronca. Se han identificado varios factores que pueden contribuir a este tipo de voz: anomalías anatómicas del cráneo, disfunciones endocrinas y estructura anómala del pliegue de las cuerdas vocales. También se puede observar que la voz de las personas con síndrome de Down es más alta (un tono más alto) que en personas con DT, debido principalmente al menor tamaño de la laringe.

Cuadro 1.9. *Características estructurales oromotoras*

Hallazgos neurológicos	*Investigaciones*	*Repercusión sobre el habla*
Posición de boca abierta	Kavanagh, 1995; Kumin y Bahr, 1999; Nowak, 1995; Strome y Strome 1992	Articulación, especialmente para [p], [b], [m], [f], [v], inteligibilidad
Babeo	Desai, 1997; Kavanagh, 1995; Kumin y Bahr, 1999	Dificultad en percepción y retroalimentación sensorial para la articulación

[.../...]

Cuadro 1.9. *(Continuación)*

Hallazgos neurológicos	*Investigaciones*	*Repercusión sobre el habla*
Respiración oral	Borea *et al.*, 1990; Desai, 1999; Kumin y Bahr, 1999	Hiponasalidad, articulación, inteligibilidad
Protrusión de la lengua	Desai, 1999; Kavanagh, 1995; Kumin y Bahr, 1999; Miller y Leddy, 1999; Nowak, 1995	Articulación, especialmente para [t], [d], [s] [z], [sh], [l], [n], inteligibilidad
Macroglosia relativa	Borghi, 1990; Kavanagh, 1995; Nowak, 1995	Articulación, especialmente para [t], [d], [s] [z], [sh], [l], [n], inteligibilidad
Limitación en distancia e intervalo de movimientos de la lengua	Miller y Leddy, 1998	Imprecisión de la articulación
Pobre control o coordinación en la precisión y compás de los movimientos motores orales	Desai, 1999; Devenny y Silverman, 1990; King *et al.*, 1993; Miller, 1987; Miller y Leddy, 1998; Miller *et al.*, 1999.	Articulación, tartamudez, inteligibilidad
Incompetencia velofaríngea	Kavanagh, 1995; Kumin, 1994	Hipernasalidad, articulación
Dificultad para mantener una exhalación suave	Kumin y Bahr, 1999	Reducción de volumen, tartamudez, inteligibilidad

Fuente: Kumin (2002).

Desde una perspectiva del desarrollo del lenguaje, parece que el balbuceo y las primeras articulaciones y emisiones de una y dos palabras no difieren sustancialmente del desarrollo típico, comenzando la producción léxica en torno a los 11-14 meses (Cardoso-Martins, Mervis y Mervis, 1985; Caselli, Vicari y Longobardi, 1998). Los errores fonológicos perduran mucho más en el tiempo de lo que lo hacen en los niños con desarrollo típico.

Sin embargo, según otros autores, es realmente a partir del cuarto año cuando el niño con síndrome de Down comienza a alejarse del proceso evolutivo típico para mostrar retrasos importantes en los aspectos comunicativos y en los aspectos morfosintácticos, principalmente, lo que se manifestaría en producciones de longitud inferior y en una comunicación no verbal bastante pobre. No obstante, la investigación al respecto arroja nuevamente diferentes resultados en los periodos de adquisición, tal y como puede apreciarse en el cuadro 1.10, donde Arregi proporciona otros datos diferentes.

Cuadro 1.10. *Desarrollo comunicativo y lingüístico en el síndrome de Down*

Conductas	*Des. típico*	*S. Down*
Contacto ocular	1.er mes	2.º mes
Sonidos vocálicos	5 meses	7 meses
Reduplicación de sílabas	6-10 meses	6-10 meses
Primeras palabras	10-12 meses	19-24 meses
Protocomunicación	11-12 meses	23-24 meses
Combinación de palabras	19 meses	31-40 meses
Primeras frases		3-4 años
Oraciones completas		6-7 años

Fuente: Arregi (1997).

Por lo que respecta al desarrollo morfosintáctico, en general podría decirse que es en el nivel lingüístico en el que los niños con síndrome de Down presentan una mayor alteración (Abbeduto, Warren y Conners, 2007). En niños y adolescentes con síndrome de Down se han descrito a menudo dificultades en el desarrollo de la producción lingüística relacionadas especialmente con la morfosintaxis. De nuevo, en este nivel, la producción suele mostrar un menor desarrollo que la comprensión.

El ritmo de desarrollo morfosintáctico se manifiesta inicialmente en el retraso en la etapa de producción de dos palabras; persiste el lenguaje telegráfico, la falta de concordancia de género y número y en los tiempos verbales. Con respecto a la morfología flexiva y la concordancia de género, Lázaro, Garayzábal y Moraleda (2013) mostraron que los niños con síndrome de Down puntuaban peor que los niños con desarrollo típico a la hora de generar el plural de los nombres, mostrando un patrón generalizado de formación inapropiada de plurales en *-es*, pero no así para plurales en *-s*.

También dentro del ámbito morfosintáctico, se ha observado que las personas con síndrome de Down realizan pocas oraciones subordinadas y presentan una pobre organización de las relaciones de concordancia, con dificultades para establecer correspondencias lógicas entre los enunciados; por tanto, es habitual que tiendan a utilizar oraciones simples en las que, además, suelen omitir palabras de función. La morfosintaxis parece presentarse como un reto lingüístico para los niños con síndrome de Down, lo que contrasta con sus niveles más altos en vocabulario. Se considera que, en relación con el vocabulario, los niños con síndrome de Down tienen unas capacidades próximas a la normalidad, pero la variación interindividual es muy alta, por lo que no se puede generalizar a todos los casos. Así, por ejemplo, existen datos sobre la similitud del vocabulario productivo en adolescentes con síndrome de Down y el de jóvenes con DT emparejados en edad mental no verbal (Laws y Bishop, 2003), mientras que otros estudios, haciendo uso de test estandarizados, inciden justamente en lo contrario (Caselli *et al.*, 2008).

Si tenemos en cuenta los aspectos pragmáticos, el lenguaje de las personas con síndrome de Down no está desprovisto de valor comunicativo a pesar de que los aspectos formales del lenguaje se encuentran alterados y reducidos. De este modo, los temas de conversación que eligen las personas con síndrome de Down permiten la continuidad necesaria para el intercambio entre los interlocutores y los turnos conversacionales se producen de manera normal. No obstante, pueden observarse dificultades para cambiar de tema en las conversaciones, o bien la tendencia a hablar sobre un tema específico del gusto del hablante, aunque pudiera no ser relevante en un momento determinado. Estas dificultades de índole pragmática son puestas de relieve por Fernández y Reeves (2015), quienes observan en sus transcripciones y análisis lingüísticos de jóvenes con síndrome de Down perseveraciones temáticas y alargamientos injustificados de turnos conversacionales. En todo caso, se ha postulado clásicamente que la función pragmática y comunicativa en los niños con síndrome de Down es muy similar a la de los niños con DT equiparados en edad mental, subrayando tan solo pocas y leves características, como una menor utilización de gestos indirectos del habla y la formulación de menos peticiones de clarificación y reparaciones conversacionales.

Aún dentro de los aspectos pragmáticos, la explicación y transmisión del contenido de las historias es un punto fuerte de las personas con síndrome de Down cuando se utilizan apoyos visuales. Por tanto, parece que una de las destrezas relativas de las personas con síndrome de Down reside principalmente en el desarrollo de habilidades y conductas sociales adecuadas (de nuevo con posibles excepciones, incluso muy destacables, en las que un niño con síndrome de Down pueda presentar conductas socialmente inadecuadas).

Según Miller, Leddy y Leavitt (2001), existen tres factores que relacionan las distintas áreas del lenguaje con la comunicación de las personas con síndrome de Down y que la determinan. En primer lugar, la ininteligibilidad del habla produce que las personas con síndrome de Down reduzcan sus intentos de hablar y, en consecuencia, limiten la práctica de la producción del lenguaje necesaria para su aprendizaje. La segunda consecuencia, en relación con la anterior, es el incremento de la frustración del niño debido a que sus mensajes no son comprendidos. El tercer efecto tiene que ver con la complejidad de los mensajes que se intenta comunicar (área morfosintáctica). Los niños prefieren producir mensajes cortos e inteligibles antes que otros más largos e ininteligibles. Este equilibrio entre longitud, inteligibilidad y complejidad del lenguaje puede ser una limitación en la asignación de recursos. Si el niño está centrado en la articulación de sonidos y la claridad del habla, entonces se reducen los recursos disponibles del niño para la formulación del lenguaje y la construcción de mensajes.

Cuadro 1.11. *Destrezas y dificultades lingüísticas generales en el síndrome de Down*

Nivel lingüístico	*Destrezas*	*Dificultades*
Fónico		– Problemas de articulación – Ininteligibilidad del habla – Dificultades con los procesos fonológicos
Morfológico		– Dificultades de adquisición de morfemas gramaticales y flexión nominal y verbal
Sintáctico		– Mala comprensión y producción sintácticas
Semántico	Buena comprensión léxica	– Producción léxica deficiente
Pragmático	Habilidades y conductas sociales adecuadas	– Pobres habilidades comunicativas

Fuente: modificado de Chapman (1997).

En general, los resultados de las investigaciones sobre el lenguaje en las personas con síndrome de Down han revelado conclusiones divergentes en algunos sentidos, mientras que se han mostrado consistentes en otros. La diversidad se deriva del hecho de que algunos autores sostienen la hipótesis de un menor ritmo en el proceso de adquisición del lenguaje en comparación con niños con DT, mientras que otros enfatizan las diferencias en la adquisición lingüística en niños con síndrome de Down y niños con DT. De lo primero se entiende que los niños con síndrome de Down siguen la misma secuencia del desarrollo del lenguaje que los niños con DT en un principio, pero su progreso es más lento a partir de un determinado momento. De la segunda visión se puede deducir que el desarrollo de las habilidades lingüísticas de los niños con síndrome de Down se produce de un modo distinto al que ocurre en los niños con DT. Además, la diversidad también se hace evidente en los aspectos pragmáticos; los estudios clásicos apenas hacían mención a características propias y dificultades de la población con síndrome de Down, mientras que las nuevas investigaciones están poniendo de manifiesto algunas características comunes y concretas en esta población. Los aspectos pragmáticos no han sido foco de especial interés en la investigación del síndrome de Down, por lo que existe una gran escasez de conocimiento de este ámbito tan relevante para la interacción y la funcionalidad y eficacia comunicativa de estas personas.

La consistencia en las investigaciones, por otro lado, viene determinada por el hecho de que exista consenso en otra serie de aspectos, como por ejemplo el que alude a mejores capacidades comprensivas que expresivas o a una mayor dificultad a nivel morfosintáctico que a nivel léxico, semántico o pragmático.

Cuadro 1.12. *Cuadro resumen: lenguaje, habla y cognición en el desarrollo del síndrome de Down*

Edad	*Dominio*	*Fenotipo conductual*
Infancia (0-4 años)	Cognición Habla Lenguaje	– Retrasos en el aprendizaje entre 0 y 2 años, que se aceleran entre los 2 y 4 años – No hay diferencias en los tipos de vocalización: más lentos en la transición del balbuceo al habla; peor inteligibilidad – Retrasos (en comparación con la cognición) en la frecuencia de peticiones no verbales, en la velocidad de desarrollo de vocabulario expresivo, en la velocidad con que aumenta la longitud media de emisiones verbales; pero no en la comprensión
Niñez (4-12 años)	Cognición Habla Lenguaje	– Déficits selectivos en la memoria verbal a corto plazo – Periodo más prolongado de errores fonológicos y mayor variabilidad; peor inteligibilidad – Continúan los retrasos de lenguaje expresivo comparado con la comprensión
Adolescencia (13-18 años)	Cognición Habla Lenguaje	– Déficits en la memoria verbal operacional o a corto plazo y en la evocación diferida – Mayor variabilidad en frecuencia fundamental, en control de la velocidad y en posición del énfasis dentro de la frase – El déficit de lenguaje expresivo en la sintaxis es mayor que el déficit de lenguaje expresivo en el léxico – La comprensión de las palabras es normalmente más avanzada que la cognición no verbal – La comprensión de la sintaxis comienza a retrasarse con respecto a la cognición no verbal

Fuente: Chapman y Hesketh (2001).

Resumen

El síndrome de Down, conocido también como trisomía 21, constituye la causa genética más frecuente de discapacidad intelectual y malformaciones congénitas. La incidencia se estima en 1 de cada 600 nacimientos.

El cuadro clínico es inespecífico y con expresividad muy variable, además los rasgos clínicos no son específicos, ya que cada uno puede ser observado en otros síndromes, así como en la población general. Es la presencia conjunta de ellos la que permite diagnosticar el síndrome.

Algunos de los aspectos fenotípicos que presentan son el retraso en el desarrollo motor y cognitivo; talla baja, microcefalia, problemas infecciosos auditivos y de vías respiratorias superiores, alta incidencia de anomalías congénitas cardiacas y gastrointestinales; hipotonía muscular generalizada; hipotiroidismo, celiaquía.

Respecto al desarrollo cognitivo se caracterizan en general por el retraso en áreas como el lenguaje expresivo y la memoria verbal a corto plazo. También las personas con síndrome de Down poseen déficits atencionales, su velocidad para analizar y procesar información es menor, su habilidad para la resolución de problemas está menos desarrollada y su memoria a largo plazo es menos precisa. Su memoria explícita y memoria auditiva a corto plazo no es buena y presentan dificultades fonológicas y de procesamiento verbal, así como una ralentización en la adquisición de habilidades pragmáticas y dificultades de discriminación auditiva. Es notable la falta de consolidación de los conocimientos adquiridos, así como la dificultad en el proceso de la lógica, la abstracción, la deducción y la generalización.

A pesar de todo lo expuesto anteriormente, el desarrollo de las capacidades motoras y cognitivas de las personas con síndrome de Down sigue un ritmo de evolución que normalmente corresponde con la secuencia del desarrollo típico, aunque es más lento.

Caso clínico

Con tres hijos ya adolescentes ni de lejos pensaba que me quedaría embarazada nuevamente. A la sorpresa inicial siguió un estado de alegría muy grande a nivel personal y familiar.

No fue un embarazo como los anteriores, tuve vómitos y mucho malestar en los primeros cuatro meses, lo que no me había pasado antes. Las ecografías mostraban poco movimiento fetal y tamaño pequeño, y además los médicos observaron un pliegue en la zona del cuello del bebé. Los análisis no dieron paso a las dudas, se confirmaba el diagnóstico de síndrome de Down en el hijo que llevaba dentro.

Han pasado ya 10 años desde ese momento. Terrible momento entonces, ahora no sabría qué decir. Toda la familia quedó impresionada: mis hijos, mi marido, los abuelos, los amigos y yo. Tener un hijo con síndrome de Down les pasaba a otras personas, pero no a mí. Sentí rabia, vergüenza; sentí que no podría cargar con la responsabilidad de tener un hijo que me daría muchos quebraderos de cabeza, que tendría que luchar para conseguir lo más básico para su bienestar en sociedad; en definitiva, me sentí derrotada, abatida, hundida.

Los médicos me informaron de que la posibilidad de abortar ya no era posible, porque, sí, yo quería abortar.

Hasta que nació el bebé yo me sumí en una tristeza muy grande, porque quería con todas mis fuerzas que esto no me ocurriera. Toda la familia estábamos en estado de *shock*, pero eran mis hijos los que más nos animaban a mi marido y a mí. Mi hijo mayor, entonces tendría 16 años, buscó información sobre el síndrome de Down y luego se la comentaba a mis otros hijos, y yo les oía cómo se preguntaban diferentes cosas y cómo se planteaban su vida cuando naciera su hermano.

Un día llegó mi marido con un compañero de trabajo que tenía un hijo con síndrome de Down y estuvimos hablando y hablando. Él se encontró con la "papeleta" en el momento del nacimiento, al menos, nosotros, nos dijo, lo sabíamos y podíamos ir informándonos y contactando con servicios sociales, asociaciones, etc. Lo que él veía como una ventaja, sinceramente, yo no lo veía por ningún lado, pero sí me sirvió para ver que yo no era la única, que otros se habían enfrentado a esta situación y la estaban salvando, mejor o peor.

No sé en qué momento, en qué lugar ni cómo ni por qué se me desencadenaron una serie de pensamientos que me trajeron a la realidad de la situación y me hicieron ponerme en marcha de forma casi frenética. De pronto tuve claro que ese niño vendría al mundo lo quisiera o no, y que en su futuro, su felicidad y la de todos iban a ser decisivos los pasos que diéramos en los primeros momentos de su vida. De esta forma empecé a buscar información, a hacer llamadas, a ser una "experta" en el síndrome.

Pero todo este esfuerzo y baño de realidad y concienciación se quedó parado cuando nació Alonso. No reaccioné más que llorando durante varios días cada vez que veía a mi hijo en su cunita al lado de mi cama en el hospital. Dentro de lo malo, no tenía ninguna dolencia destacable y se le veía poco Down (siento ser así de dura, pero son pensamientos que van unidos, y otros padres me comentaron que habían pensado igual), pero la pena me invadía y estaba bloqueada, negando por segunda vez la existencia y vinculación de este niño conmigo, con mi familia.

Pero tuvieron que ser mi marido y mis hijos quienes me dieran una gran bofetada abstracta para que reaccionara. Mis hijos no solo estaban encantados, es que no paraban de enviar fotos a sus amigos, mi marido había contactado con un grupo de padres con hijos pequeños con síndrome de Down y estaba muy ilusionado, y me contaba y decía que teníamos que hacer esto y lo otro, ir aquí y allá. Tanto entusiasmo se me terminó contagiando, y no había pasado ni un mes desde que había nacido y ya teníamos atención temprana y matronatación. Con el paso del tiempo me doy cuenta de que mi hijo ha realizado tantas o más actividades que mis otros hijos, unas con más acierto y otras con menos, pero siempre ha sido arropado por los demás.

Por supuesto que ha sido una carrera difícil la búsqueda de guarderías, colegios, la atención logopédica, la terapia ocupacional, pero todo lo hace sin rechistar, es muy bueno y obediente, aunque de vez en cuando saca su genio a pasear.

Alonso sabe leer y escribir, logra con esfuerzo lo que se va esperando de él teniendo en cuenta su condición. Yo estoy muy orgullosa, porque veo el gran esfuerzo que le supone y lo comparo con los aprendizajes apenas sin esfuerzo de sus hermanos.

Alonso también es bastante autónomo, en este aspecto he sido inflexible, y mis hijos y marido me han acompañado en este empeño. Esto no significa que no seamos proteccionistas o que no nos preocupemos por si logrará hacer esto o lo otro, si podrá ir o no a la esquina a comprar el pan sin dispersarse, entre otras cosas, pero le dejamos hacer bajo nuestra supervisión en la semidistancia. Sus hermanos están totalmente involucrados en sus logros, su aprendizaje autónomo y su autonomía personal, y el refuerzo para que haga las cosas bien es la recompensa de llevarle con sus amigos. Está completamente integrado en el círculo de los amigos de mis hijos, pero él también tiene sus amigos del cole y los invita a casa y también lo invitan a él. Es muy querido.

Comentaba antes que el momento en que me dijeron que el bebé tenía síndrome de Down fue el más terrible de mi vida, y que ahora no sabría qué decir, pero me engaño. Sí sé qué decir, TENGO MIEDO, mucho miedo por el futuro de Alonso, por que tenga todo lo que tienen sus hermanos, que sea feliz, que le quieran, que se sienta uno más. Porque, aunque estemos haciendo todo lo que está en nuestras manos, yo no puedo dejar de pensar que un día mi marido y yo no estaremos. Están, sí, sus hermanos, pero pienso que es una responsabilidad que no tienen por qué asumir, menos aún cuando quieran formar su propia familia. Pero, aunque pienso todo esto, también me digo que no lo podemos controlar todo, por lo que me tengo que centrar en el día a día y un poco en el medio plazo.

M. A. Delgado (madre de Alonso)

Preguntas de autoevaluación

1. La amniocentesis es una prueba que:
   - *a)* No se emplea para el diagnóstico prenatal de síndrome de Down. ☐
   - *b)* Se emplea desde el primer momento para el diagnóstico del síndrome de Down. ☐
   - *c)* Resulta de riesgo y además es poco eficaz en el diagnóstico del síndrome de Down. ☐
   - *d)* Tiene muy alta fiabilidad pero se realiza únicamente cuando los resultados de pruebas previas lo aconsejan. ☐
   - *e)* Ni es de alto riesgo ni se emplea para el diagnóstico del síndrome de Down. ☐

2. Ciertas enfermedades autoinmunes como el hipotiroidismo o la celiaquía son:
   - *a)* Más frecuentes en el síndrome de Down que en la población con DT. ☐

b) Tan usuales en el síndrome de Down como en la población con TD. ☐
c) Menos frecuentes en el síndrome de Down que en la población con DT. ☐
d) Más frecuentes en el síndrome de Down que en la población con DT, pero solo en el caso de mosaicismo. ☐
e) Más frecuentes en el síndrome de Down que en la población con DT, pero solo en el caso de trisomía clásica. ☐

3. El síndrome de Down, en comparación con la mayor parte de otras patologías con discapacidad intelectual, presenta:

a) Un desarrollo lingüístico peor. ☐
b) Menor tono muscular y mayor retraso en la marcha. ☐
c) Mayores problemas comportamentales. ☐
d) Mayores problemas a nivel pragmático. ☐
e) Un CI promedio inferior. ☐

4. El perfil del síndrome de Down:

a) Es muy homogéneo, aunque con algunas posibles diferencias en áreas impredecibles. ☐
b) Es muy homogéneo, aunque con diferencias en áreas muy particulares. ☐
c) Es heterogéneo, con variaciones en muchos niveles. ☐
d) Es heterogéneo, con variaciones siempre en los mismos aspectos. ☐
e) Difiere notablemente entre sexos. ☐

5. Respecto del lenguaje en el síndrome de Down:

a) Parece claro que la utilización de gestos comunicativos es un punto débil. ☐
b) El vocabulario constituye un punto débil. ☐
c) La morfosintaxis es un punto fuerte. ☐
d) Los aspectos comprensivos están más preservados que los expresivos. ☐
e) Su desarrollo dependerá muy estrechamente del CI. ☐

2 Evaluación en el síndrome de Down

Una vez conocidas las principales características de las personas con síndrome de Down, este capítulo se centrará en un aspecto fundamental a la hora de trabajar con esta población: la evaluación de sus habilidades cognitivas, motoras y lingüísticas. Dado que se va a intervenir con personas con discapacidad intelectual, en muchas ocasiones es complicado saber cuáles son las herramientas y test más adecuados, ya que la mayor parte de ellos están diseñados y baremados con personas con desarrollo típico para evaluar a personas normotípicas. Por este motivo surgen muchas dudas a la hora de realizar la evaluación a las personas con síndrome de Down.

En este capítulo se realizará un repaso general, en primer lugar, de los instrumentos habituales de evaluación; posteriormente se verá qué otras áreas de evaluación específicas es recomendable analizar. Se considera importante este repaso general, ya que, en muchas ocasiones, a la hora de iniciarse en el campo del trabajo en discapacidad, la figura del logopeda se centra única y exclusivamente en el plano lingüístico. Esto supone un error importante, con consecuencias en la intervención y en los resultados que se obtengan. Es necesario conocer el desarrollo global de la persona con discapacidad intelectual y disponer de todos los datos oportunos para establecer un plan de trabajo logopédico acorde a ellos. No hay que olvidar que el lenguaje y la comunicación se producen en un contexto social y que, a menudo, el logopeda trabajará junto a un equipo multidisciplinar donde las áreas de trabajo se solapan Por tanto, los profesionales debemos conocer cuáles son los test y materiales más utilizados y más oportunos para la evaluación lingüística y comunicativa de las personas con síndrome de Down, pero es necesario también repasar otras áreas que son fundamentales para tener una representación completa y comprehensiva de la persona que evaluamos. Por este motivo, nos detendremos en el comentario de otras áreas de la evaluación no lingüística.

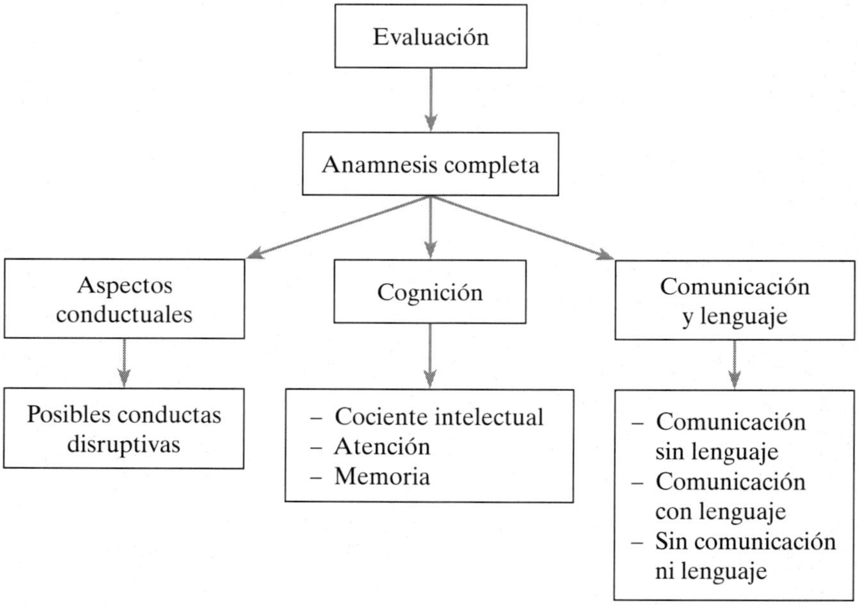

FIGURA 2.1. Evaluación de las personas con síndrome de Down.

2.1. Evaluación inicial

La evaluación inicial de los niños con síndrome de Down debe llevarse a cabo por el equipo de profesionales que van a trabajar con él y es el primer paso en el proceso de evaluación continua que se realizará. La recogida sistemática de información y la evaluación inicial del nivel de competencia general es clave a la hora de adaptar una propuesta lingüística y de organizar un plan de trabajo.

Una práctica necesaria en la evaluación de las alteraciones logopédicas consiste en determinar el estado general del niño; es decir, conocer su grado de funcionamiento en general. De esta forma se podrá obtener una perspectiva amplia de sus capacidades y dificultades, a la vez que se evitará el error de centrarse exclusivamente en los problemas sin tener en consideración las circunstancias de los mismos o los aspectos de funcionamiento normal.

Debe realizarse la evaluación inicial al comienzo de cada periodo de trabajo y de una etapa educativa. Esta consiste en la recogida de datos tanto de carácter personal como profesional en la situación de partida y su finalidad es la de que el terapeuta inicie el programa de intervención con un conocimiento real de las características generales del niño. Asimismo, la evaluación inicial se hace necesaria para el comienzo de cualquier cambio educativo, dado que va a servir de referencia a la hora de valorar el final de un proceso o de comprobar si los resultados son satisfactorios. Además, la evaluación tiene una función de retroalimentación, puesto que, a la vista de los resultados, se plantean de nuevo los objetivos o cualquier otro elemento del proceso educativo, incluida la propia evaluación.

Para obtener una visión de las características generales de la persona, lo más habitual es recurrir a la entrevista con los padres. Estos suelen ser los agentes más próximos y pueden ofrecernos información exhaustiva acerca de cómo es (y ha sido) el desarrollo de su hijo. La entrevista es una fuente importante de información relacionada con diferentes aspectos de la persona. Es una herramienta de uso tanto para la evaluación inicial durante la realización de la anamnesis como de seguimiento de la intervención o del curso evolutivo de las personas con síndrome de Down. De esta participación podremos identificar habilidades o capacidades que se dan en el entorno familiar, pero no en el escolar u otros contextos. Para poder establecer metas adecuadas de evaluación e intervención, la información que nos proporcionen nos ayudará a identificar qué es importante lograr y qué les resulta motivador para poder conseguirlo. Para este fin presentamos un modelo de evaluación inicial que cubre una gran parte de áreas del niño, que puede utilizarse y modificarse según el criterio de cada terapeuta. Este modelo recoge una serie de datos que cubren tanto las relaciones familiares como cualquier información acerca del desarrollo general de la persona. Aun así, es necesario utilizar otras pruebas complementarias para establecer el estado general del niño, como veremos en los apartados siguientes.

Para esta evaluación inicial, por tanto, será importante recoger datos clínicos relevantes y de interés relacionados con el historial de la persona que incluyan información diversa referida a los antecedentes personales y familiares, educativos, evolutivos y de otra índole que se consideren relevantes; esto es lo que se conoce como anamnesis.

Anamnesis

NOMBRE Y APELLIDOS:

Fecha de nacimiento:

Domicilio familiar:

Población: Teléfono:

Centro escolar (en su caso):

Fecha de realización: Edad:

Intervienen:

I. DATOS FAMILIARES

Nombre del padre: Fecha de nacimiento:

Estudios: Ocupación:

Nombre de la madre: Fecha de nacimiento:

Estudios: Ocupación:

Hermanos/as:

Otras personas que conviven en la misma vivienda:

- El niño/a convive actualmente con:
- Situación económica de la familia:
- ¿Algún familiar padece enfermedad, minusvalía o antecedentes de dificultades físicas, psíquicas o intelectuales?

II. Datos escolares

- Curso de escolarización actual de su hijo:
- ¿Ha asistido a guardería? ¿Desde qué edad?
- ¿Cómo se adaptó?
- Centros en los que ha estado escolarizado:
- ¿Cuál es su opinión respecto del centro escolar al que asiste su hijo?
- ¿Muestra interés por la escuela o las tareas escolares?

III. Datos psicoevolutivos

Embarazo: ☐ Normal ☐ Con dificultades. ¿Cuáles?

Parto: ☐ Normal ☐ Con dificultades. ¿Cuáles?

Prematuro, a los _____ meses.

Peso al nacer:

Control de esfínteres:

Edad aproximada de control del pis:

¿Se moja durante el día actualmente?

Control de orina nocturna: moja la cama, ¿con qué frecuencia?

Control de heces:

Motricidad:

Se mantuvo sentado a los __ meses.

Inicio del gateo a los ______ meses.

Comenzó a andar a los _____ meses.

El niño se mueve de manera: ☐ Suelta y segura ☐ Torpe

Mano que usa preferentemente: ☐ Derecha ☐ Izquierda

Lenguaje:

Comenzó a hablar a los _____ meses.

Realiza emisiones:

☐ No habla ☐ De palabras sueltas ☐ De dos palabras

☐ De oraciones sencillas ☐ Completamente normales

Tiene dificultades de:

☐ Pronunciación

☐ Tartamudeo

Salud:

¿Tiene problemas de visión? ¿Cuáles?

¿Tiene problemas de audición? ¿Cuáles?

Enfermedades/accidentes/operaciones pasadas:

¿Ha sufrido hospitalizaciones? Causa: Tiempo:

¿Sufre actualmente alguna enfermedad?

¿Cuál?

¿Necesita atención médica habitual?

¿Por qué?

¿Sigue actualmente tratamiento médico? Causa:

¿Han observado si tiene algún tic nervioso (ojos, manos, piernas...)?

¿Tiene algún problema respiratorio?

Alergias e intolerancias:

Sueño:

Se acuesta habitualmente a las _____ horas, en fin de semana a las _______horas.

¿Le cuesta dormirse?

¿Se despierta por la noche?

¿Tiene pesadillas?

¿Necesita de alguien/algo para dormirse?

¿Duerme habitualmente la siesta?

¿Comparte habitación? ¿Con quién?

Alimentación:

¿Tiene o ha tenido algún problema de alimentación?

¿Come todas las texturas?

¿Qué desayuna?

¿Come solo?

¿Quién le da la comida?

¿Se mantiene sentado mientras come?

¿Qué utensilios utiliza?

Enumere qué come habitualmente:

¿Qué personas comen junto a su hijo?

Aseo:

¿Se lava solo las manos y la cara?

¿Se cepilla los dientes solo?

¿Tiene autonomía en el váter?

¿Se baña solo?

Vestido:

¿Se viste/quita la ropa solo?

¿Qué ropa se pone/quita solo?

¿Le gusta colaborar para vestirse?

¿Se abrocha y desabrocha los botones? ¿Y la cremallera?

¿Elige la ropa que se pone?

¿Recoge su ropa?

Juego y personalidad:

¿Qué tipo de juegos prefiere?

Prefiere jugar:

- ☐ Solo
- ☐ Con niños de su edad
- ☐ Con niños más pequeños
- ☐ Con niños mayores
- ☐ Con adultos

¿Le cuesta relacionarse con los niños?

¿Cómo se comporta en los juegos?

¿Cuáles son sus juguetes preferidos?

¿Cuáles son sus aficiones? ¿Realiza actividades como leer o mirar cuentos, modelar, pintar, hacer puzles, construcciones, etc.?

¿Le gusta la televisión? ¿Qué programas?

¿Asume pequeñas responsabilidades en casa?

¿Cuáles?

Características personales:
[Describa a su hijo/a (subraye lo que proceda)]

Abierto-tímido	Decidido-indeciso
Alegre-triste	Vital-decaído
Hablador-callado	Tranquilo-nervioso

Dominante-sumiso	Responsable-irresponsable
Agresivo-pacífico	Obediente-desobediente
Generoso-egoísta	Cariñoso-huraño

Anote otros adjetivos que considere oportunos:

IV. Relaciones sociofamiliares

- Relación con el padre:
- Relación con la madre:
- Relación con los hermanos/as:

Riñe habitualmente

Celos

Juega con ellos

Indiferencia

Busca protección

- Manifiesta dependencia: padre, madre, de ambos, de otros familiares:
- Estilo de autoridad: consenso, autoritario, etc.

¿Obedece a lo que se le dice?

¿Qué hace cuando se le niega algo?

Tipos de castigos que se le aplican:

¿Son utilizados ante las conductas realmente inadecuadas?

¿Qué tipo de reacción producen?

¿Qué resultados dan?

Tipos de premios/motivaciones:

¿Qué premio es el preferido de su hijo?

¿Qué es lo que más le gusta a su hijo?

¿Son utilizados ante las conductas adecuadas o se le ofrecen continuamente?

- Problemas familiares que afecten actualmente o que pudieran haber afectado al niño en su estado de ánimo o en su evolución:

V. Otros datos de interés

En ________________________, a ______ de ____________de 20___

Fdo. (el profesional):

2.2. Aspectos conductuales de la evaluación

A la hora de realizar una correcta evaluación lingüística es fundamental que la persona con la que se vaya a trabajar muestre una buena predisposición y que, sobre todo, no existan problemas de conducta serios. En caso contrario, estas conductas podrían interferir gravemente en los resultados obtenidos y, como consecuencia de ello, se podrían suponer unas capacidades que no serían las reales de la persona.

Es habitual encontrar en diferentes webs y foros que las personas con síndrome de Down son cariñosas, alegres y de buen temperamento; sin embargo, no siempre es así. Se trata más bien de un "cliché" respecto a este síndrome, ya que diferentes estudios a lo largo de los años han mostrado que las personas con síndrome de Down siguen un patrón de conducta y temperamento muy similar a los de la población en general (Pueschel, Bernier y Pezzullo, 1991). Precisamente por esto, antes de comenzar la evaluación, y como pauta general, sería conveniente dedicar una o dos sesiones iniciales a crear un clima y ambiente relajados donde la observación y la interacción sean las constantes iniciales del proceso de evaluación. La timidez, la vergüenza o incluso los "retos" conductuales que manifiestan los afectados ante personas que no son de su entorno pueden influir negativamente en la evaluación y, en muchos casos, condicionar posteriormente el tratamiento.

Cuando la persona que va a ser evaluada presente conductas disruptivas, la labor inicial y fundamental consistirá en minimizar esta conducta durante el proceso de valoración, por lo que se hará en cierta medida una intervención a nivel conductual desde el comienzo para facilitar la evaluación. Aunque en cada caso esta intervención varíe y desde aquí aconsejemos el trabajo orientado por un psicólogo dentro del equipo multidisciplinar, sencillas pautas, como por ejemplo informarse a través de la anamnesis de los gustos y particularidades del niño para poder trabajar con ellas o dedicar una o varias sesiones a que el niño nos conozca previamente al comienzo de la evaluación, pueden facilitar mucho la labor tanto de evaluar como de intervenir logopédicamente. La realización de evaluaciones breves, con descansos regulares, ayuda a gestionar la sesión y a que el niño muestre menos conductas disruptivas o que estas sean de menor intensidad si las hubiere. En general, las conductas disruptivas aparecerán con más frecuencia tras lapsos de tiempo en los que el aburrimiento o la frustración puedan desencadenar estos comportamientos. El proceso de evaluación deberá realizarse en un ambiente apropiado que resulte atractivo y propicie el interés; así, intercalar un pequeño espacio lúdico entre las diferentes tareas de evaluación puede amenizar o servir como reforzador de la evaluación. Si la persona con síndrome de Down no se encuentra bien ese día o su estado de ánimo no es el adecuado, las conductas disruptivas pueden intensificarse, por lo que es aconsejable aplazar la evaluación y no insistir en ella. En definitiva, se trata de aplicar una serie de pautas para mejorar la actitud y disminuir la frecuencia y la intensidad de las conductas disruptivas que puedan alterar el proceso de evaluación.

En muchas ocasiones, la evaluación logopédica se realiza sin conocer a la persona que vamos a evaluar, pero no siempre es así. En centros especializados, las evaluaciones tienen un determinado carácter temporal (por ejemplo, al principio de cada curso) y se realizan consecuentemente con personas ya conocidas. En estos casos, además de las anteriores pautas, pueden ponerse en práctica otras más específicas y adecuadas para cada persona. El análisis funcional resulta en este contexto una herramienta muy útil. Fuera de este contexto, lamentablemente no puede hacerse uso de ella de forma directa, sino a través de entrevistas a los familiares, lo que dificulta la tarea. El análisis funcional comienza siempre por la identificación de las conductas problemáticas. Es necesario conocer estas conductas, pues, de hecho, serán aquellas sobre las que planifiquemos las acciones que llevaremos a cabo para que no aparezcan o, si aparecen, que remitan, dado que influirán en el proceso de evaluación y limitarán la eficacia de la intervención. Estas conductas serán normalmente externas y, por tanto, observables. Por ejemplo, no se podrá objetivar si existe un aumento de ansiedad que provoque mutismo mediante medidas fisiológicas porque difícilmente se dispondrá de los instrumentos necesarios. Sí se podrá, sin embargo, saber si comienzan movimientos rítmicos, si existe pérdida de contacto ocular u otras conductas que puedan identificarse como problemáticas en determinados casos y circunstancias. Una vez que se conocen las conductas disfuncionales, es importante determinar tanto los antecedentes como las consecuencias, es decir, qué hace que surja esa conducta y qué ocurre después de que haya sucedido, lo que permitirá conocer qué situaciones son las que hacen más probable la aparición de las conductas que deben extinguirse o, al menos, minimizarse y, de este modo, se planificará la evaluación de manera que se evite o reduzca su aparición.

No solo se tratará de extinguir o disminuir las conductas que impiden la adecuada evaluación de la persona, sino que deberá prestarse atención a las consecuencias de la conducta en cuanto que pueden contribuir a que se mantengan dichas conductas. En todo caso, para la evaluación, el interés debe centrarse en conocer qué conductas muestra la persona y qué situaciones son las que predisponen su aparición. Aunque en ocasiones no podrá evitarse esta aparición de comportamientos disruptivos, cuanto mejor control se tenga sobre la situación, mejor será el desarrollo de la evaluación y más fiable.

Se han identificado muchas conductas susceptibles de aparecer en esta población como estereotipias, mutismo, así como una amplia gama de otras conductas como la agresividad, por ejemplo. Algunas de estas conductas pueden no inferir en nuestra evaluación si no se producen de modo muy intenso, pero habrá que contemplar la necesidad de llevar a cabo acciones que disminuyan su aparición y afecten a la obtención de un perfil claro y real de las competencias del afectado.

Las conductas disruptivas, así como la intervención específica en ellas, no serán objeto propio del trabajo del logopeda, aunque habrán de tenerse en cuenta para paliar su efecto en el proceso de evaluación. El trabajo conjunto entre profesionales será fundamental para que se aplique una intervención orientada por el psicólogo en este nivel conductual.

2.3. Instrumentos de evaluación cognitiva

En general, las diferentes poblaciones que presentan discapacidad intelectual muestran una gran diversidad en sus capacidades, por eso es importante que la evaluación sea individualizada y que se tenga en cuenta el funcionamiento general del niño. Con ello se persigue obtener un perfil de destrezas y limitaciones que refleje de la forma más fiel posible las capacidades del afectado.

Uno de los principales problemas que se presentan a la hora de evaluar a las personas con síndrome de Down es el reducido número de test y pruebas estandarizadas creadas específicamente para este colectivo. Por este motivo, en muchas ocasiones son utilizadas pruebas y protocolos diseñados para personas con desarrollo típico y, posteriormente, se comparan los resultados entre ambas poblaciones. Este proceder debe realizarse con cautela y de forma razonada, nunca de una forma automática e indiscriminada. La dificultad no reside específicamente en la administración de las escalas o test, sino en su interpretación. Uno podría intuitivamente pensar que las personas con síndrome de Down deberían puntuar por debajo de la normalidad y que las escalas tendrían que mostrar este hecho. Si se administra un test de morfosintaxis, ¿qué expresa y cómo ha de interpretarse el hecho de que se obtenga una puntuación de 2 desviaciones típicas por debajo de la normalidad? Entender qué subyace a la dificultad requiere una baremación propia, pero no existen baremaciones propias para poblaciones con discapacidad. Esto no significa que no puedan usarse test no baremados, sino que hay que saber interpretar los resultados obtenidos a la luz de los requisitos de la prueba y de las características de las personas. De no ser así, se obviaría el "potencial" de estas personas y se oscurecería la comprensión del perfil lingüístico, cognitivo, etc., que se esté realizando.

En definitiva, el uso de estos materiales puede ser razonable en algunos casos y, por este motivo, se repasarán algunos de ellos. No se trata de exponer una lista exhaustiva de todos los materiales disponibles para los logopedas, sino de mencionar aquellos que son habitualmente empleados en la evaluación de las personas con síndrome de Down.

2.3.1. Pruebas cognitivas estandarizadas

La evaluación cognitiva permite obtener información relacionada con las capacidades de una persona y determinar dónde radican sus destrezas y dificultades relacionadas con el procesamiento de información, conocimientos concretos, entre otros.

- *K-ABC, batería de evaluación para niños de Kaufman* (Kaufman y Kaufman, 2007). Esta prueba mide tanto la inteligencia como el rendimiento en la población infantil. La K-ABC está estructurada en 3 escalas que incluyen en total 16 test: 7 de ellos integran la escala de procesamiento simultáneo (ventana mágica, reconocimiento de caras, cierre gestáltico, triángulos, matrices análogas, memoria espacial y series de fotos), 3 de procesamiento secuencial (movimientos de manos, repetición de números y orden de palabra) y los 6 restantes la de conocimientos (vocabulario expresivo, caras y lugares, aritmética, adivinanzas, lectura/decodificación y lectura/comprensión). La aplicación es individual y se administra a niños de edades comprendidas entre los 2,5 y los 12,5 años. El tiempo de aplicación de la prueba oscila entre los 35 y 80 minutos. A pesar de que es una prueba muy utilizada en niños con desarrollo típico, no es tan comúnmente empleada en pacientes con síndrome de Down, especialmente en casos de niños de menos de 6 años o con un grado de discapacidad severa.

- *Escalas Bayley de desarrollo infantil* (Bayley, 1990). Esta prueba mide el desarrollo del niño en los primeros 2,5 años de vida. Consta de 3 partes: escala mental, escala de psicomotricidad y registro de comportamiento. El tiempo de aplicación es de unos 45 minutos, aproximadamente. La administración es individual y se puede aplicar desde los 2 meses hasta los 30 meses de edad cronológica. Una de sus ventajas en su aplicación a niños con síndrome de Down es que los resultados se expresan en puntuaciones típicas o índices de desarrollo mental, lo que permite una mejor interpretación en caso de discapacidad intelectual.
- *Escala de desarrollo psicomotor de Brunet-Lezine*. Consta de 4 áreas: motriz o postural, lenguaje, adaptación o comportamiento con los objetos y relaciones sociales. La aplicación se puede realizar desde el mismo nacimiento hasta los 2,5 años de edad cronológica. Entre sus puntos fuertes cabe destacar que los resultados pueden expresarse en edad de desarrollo global y cociente de desarrollo global. Además, estos mismos resultados pueden obtenerse en cada una de las áreas de forma individual, lo que sin duda ayuda a la hora de conocer el nivel de las distintas áreas en el síndrome de Down.

- *MSCA, escalas McCarthy de aptitudes y psicomotricidad para niños* (McCarthy, 2006). Esta prueba evalúa el desarrollo cognitivo y motor. Consta de 5 escalas: verbal, perceptiva o manipulativa, numérica, memoria y motricidad. Es aplicable a niños de edades comprendidas entre los 2,5 y 8,5 años. La administración es individual, y el tiempo límite de dicha administración está comprendido entre los 45 y 75 minutos. Uno de los problemas que plantea esta prueba es que los niños con síndrome de Down no suelen llegar al mínimo para puntuar en alguna de las subpruebas.
- *Inventario del desarrollo de Battelle*. Evalúa 5 áreas: personal o social, conducta adaptativa, cognición, motriz y comunicación. Se aplica hasta los 8 años de edad. La administración es de tipo individual y el tiempo de la administración, en su forma completa, suele oscilar entre 1 y 1,5 horas, aproximadamente.
- *Escalas Wechsler*:

  - *WPPSI III*: la escala de inteligencia para preescolar y primaria (WPPSI) mide los aspectos cuantitativo y cualitativo de la inteligencia general. Está compuesta por subtest verbales y manipulativos. Proporciona 3 cocientes intelectuales: verbal (CIV), manipulativo (CIM) y total (CI). Los test están agrupados en 2 etapas en función de la edad del niño: la 1.ª etapa consta de 5 test aplicables a niños de 2,5 a 3 años y 11 meses; la 2.ª etapa se compone de 14 test dirigidos a los niños de 4 a 7 años y 3 meses. La administración de las pruebas es individual y el tiempo de aplicación de estas oscila entre 30 y 50 minutos, aproximadamente. Esta prueba no suele utilizarse con frecuencia en la evaluación de niños con síndrome de Down, ya que, en la mayoría de las ocasiones, en edades tan tempranas, los niños no son capaces de llegar al nivel mínimo.
  - *WISC IV*: esta escala de inteligencia de Wechsler (WISC IV) mide los aspectos cuantitativo y cualitativo de la inteligencia general. Consta en total de 15 pruebas, 10 principales y 5 optativas. Se puede aplicar en niños con

edades que oscilan entre los 6 y los 16 años y 11 meses. La administración de las pruebas es individual y su tiempo de administración es variable, entre 60 y 110 minutos, aproximadamente. Ofrece información sobre la capacidad intelectual general del niño (CI total) y sobre su funcionamiento en las principales áreas específicas de la inteligencia (compresión verbal, razonamiento perceptivo, memoria de trabajo y velocidad de procesamiento). Aunque está extendida la aplicación de esta prueba a las personas adolescentes con síndrome de Down, especialmente para determinar el grado de discapacidad que tienen, ha de resaltarse el hecho de que su importancia reside no tanto en los datos cuantitativos, sino en los cualitativos relativos a las áreas susceptibles de intervención posterior.

- *WAIS*: la escala de inteligencia de Wechsler (WAIS) mide los aspectos cuantitativo y cualitativo de la inteligencia general en el adulto. Consta de 11 pruebas que miden el componente verbal y el manipulativo. Y que ofrecen un perfil de CI total. Dentro de la escala verbal contiene los siguientes subtest: información, comprensión, aritmética, semejanzas, dígitos y vocabulario. La escala manipulativa se evalúa por medio de los siguientes subtest: figuras incompletas, cubos, historietas, rompecabezas y búsqueda de símbolos. El test mide capacidades de razonamiento, memoria a corto y largo plazo, comprensión social, formación de conceptos, velocidad de procesamiento, fluidez verbal, manejo de vocabulario, atención y concentración, conocimientos generales, abstracción y generalización.

Con todas estas pruebas y test neuropsicológicos, el profesional cuenta con un abanico amplio para conocer el nivel cognitivo general de la persona con síndrome de Down de una manera más cualitativa que cuantitativa; es decir, no es tan importante cuantificar el retraso como tal, sino que principalmente se pretende determinar qué áreas están más y menos desarrolladas, de modo que se pueda trazar un perfil general con debilidades y fortalezas. El objetivo es que, a partir de los resultados y su interpretación, se puedan elaborar programas de tratamiento eficaces por medio del conocimiento del nivel obtenido en ciertas áreas y su relación con los resultados en otros aspectos de evaluación, de tal forma que se comprenda el perfil de aptitudes y limitaciones y también se favorezca el diseño de una intervención adecuada y adaptada a la persona.

Insistimos en que, al no estar baremados los test para personas con discapacidad intelectual, no deben interpretarse en los mismos términos que para la población típica. Serán el logopeda y el psicólogo los que determinen qué aspectos son relevantes y cuáles no para planificar una intervención lo más ajustada posible a las necesidades de la persona. En relación con lo anterior, en el proceso de evaluación será casi siempre necesario administrar alguna prueba no estandarizada que complemente, matice o verifique alguna conclusión a la que se haya llegado tras examinar los resultados previos.

2.3.2. Pruebas cognitivas no estandarizadas

Los resultados de las pruebas estandarizadas se complementarán con las observaciones derivadas de la aplicación de pruebas no estandarizadas. La mayor flexibilidad intrínseca de las pruebas no estandarizadas con respecto a las estandarizadas explica la versatilidad y utilidad de estas pruebas. En el área cognitiva podemos centrarnos en las siguientes:

- *Atención.* Aunque no es un área puramente lingüística, es muy importante conocer cuáles son los niveles de atención de la persona, sobre todo para el posterior proceso de intervención. Existen algunos test para evaluar esta área, pero suelen ser poco informativos en este tipo de población y además son de uso prioritario por parte de los psicólogos. Para conocer el nivel atencional es recomendable proponer tareas que resulten atractivas, pues de este modo tendremos una medida fiable de la capacidad atencional real de la persona evaluada. Es recomendable llevar a cabo distintas mediciones y no basarse únicamente en una, de este modo se podrá realizar un promedio y se obtendrá una media más fiel de esta capacidad. La experiencia del terapeuta en el uso de estos materiales le ayudará a determinar con más precisión el nivel atencional de la persona que se está evaluando.

La atención no es únicamente la capacidad de mantener la concentración en algo concreto (atención sostenida), sino que comprende otras habilidades o capacidades relevantes como, por ejemplo, la de dividir el foco de atención en dos tareas (atención dividida). En el caso de las personas con síndrome de Down es la atención sostenida la que debe ser evaluada con mayor detalle por su implicación en el aprendizaje. Una tarea destinada a conocer el nivel de atención sostenida que resulta muy informativa y que es muy utilizada y sencilla, consiste en buscar un objeto determinado en una lámina con distintos objetos visualmente muy parecidos entre sí que funcionarán como distractores. La mayor efectividad en la búsqueda y el tiempo que se ha podido invertir en ella dan una muestra de las destrezas en este tipo de atención.

– *Memoria.* Son muchas las investigaciones que se centran en destacar los problemas que tienen las personas con síndrome de Down en memoria, especialmente en la memoria de trabajo. Por tanto, esta es un área que también debe ser evaluada, puesto que el hecho de que el niño consolide o no ciertos aprendizajes lingüísticos va a depender en cierta medida de su capacidad de memoria de trabajo. Una actividad que puede realizarse para valorar a modo de cribado este tipo de memoria puede ser la repetición de palabras y pseudopalabras. Se trata de una tarea que incide en aspectos fonológicos y también sobre la memoria de trabajo. Se han desarrollado investigaciones de repetición de palabras y pseudopalabras en niños con síndrome de Down donde se muestra que los niños con síndrome de Down puntúan peor que los niños con desarrollo típico en este tipo de tareas. Las listas de palabras y pseudopalabras pueden realizarse *ad hoc* por cada logopeda o adoptarse algunas de las propuestas en trabajos previos que han mostrado ser útiles para evaluar la memoria de trabajo en su relación con la fonología (Lázaro, Rujas, Montero, Casla y Murillo, 2018).

Respecto a la evaluación de la memoria de trabajo en el estudio realizado por Martínez y García (2007), se proponen distintas tareas adecuadas para evaluar la memoria operativa específicamente en las personas con síndrome de Down. Aunque no se ofrece ningún baremo, porque no se trata de un test ni de una escala, en este trabajo sí se detallan algunas tareas que resulta interesante destacar ahora. Siguiendo el modelo de memoria operativa de Baddeley y Hitch (1974), estos autores proponen la utilización de tres tipos de instrumentos de evaluación. De este modo, tal y como se ha indicado anteriormente, recomiendan tareas para el bucle fonológico (recuerdo serial de dígitos, recuerdo serial de palabras, recuerdo serial de pseudopalabras, reconocimiento de series de pseudopalabras y repetición de pseudopalabras). Sin embargo, incluyen también tareas para la agenda visoespacial (test de matrices, test de laberintos, test de memoria visual figurativa y test Katakana de búsqueda y amplitud visual) y para el ejecutivo central (recuerdo serial de dígitos inverso, amplitud de escucha y amplitud de conteo). Aunque en principio el trabajo del logopeda en relación con la memoria operativa se centra más en la evaluación de los aspectos relativos al bucle fonológico, es también oportuno realizar una evaluación de las habilidades visoespaciales y de ejecutivo central.

– *Imitación.* Es interesante conocer si la persona a la que vamos a dirigir la intervención es capaz de imitar, tanto lingüística como gestualmente. La evidencia científica es muy amplia a la hora de relacionar capacidad imitativa y desarrollo del lenguaje. Sin querer introducirnos en aspectos teóricos, sí resulta pertinente evaluar someramente este componente general de imitación. Un matiz importante es que la conducta imitativa debe ser evaluada en función de varios aspectos. Por ejemplo, hemos de considerar que la imitación, tal y como la estamos entendiendo aquí, no es igualmente compleja en todos los casos. En el ejemplo de beber de un vaso vacío, el simbolismo es menos complejo que si cogemos el vaso y lo movemos como si fuera un tren acompañando el movimiento del sonido que imite dicho tren. Que el niño sepa imitar el primero no significa que pueda imitar la segunda acción. En este caso, la imitación es más compleja, y así debemos considerarla en nuestra interpretación cualitativa de lo que está sucediendo. Para evaluar o tener al menos una orientación general de las habilidades a este nivel conviene realizar grabaciones en las que poder fijarse si el niño realiza las conductas imitativas propuestas o bien si las hace *motu proprio*, es decir, que haya un registro de conductas imitativas en diferentes contextos y tanto ante instrucción de imitación como sin instrucción de esta.

2.4. Pruebas de lenguaje estandarizadas

La severidad y la gran variabilidad respecto a las habilidades comunicativas y lingüísticas en el síndrome de Down hacen necesario que se evalúen las características específicas del dominio lingüístico en sus diferentes áreas. Dada la gran importancia de realizar un buen plan de trabajo, y la necesidad de comparar el nivel lingüístico encontrado con un nivel de referencia, es conveniente tener en cuenta cuatro consideraciones:

1. Es importante que los instrumentos empleados permitan una evaluación lo más amplia y general posible e intenten abarcar las máximas áreas posibles, de manera que se cubran todos los aspectos formales del lenguaje, tanto en comprensión como en producción.
2. Es recomendable emplear más de un instrumento de evaluación. De esta forma se evita la comisión de errores que conducirían posteriormente a conclusiones desacertadas y, consiguientemente, a la planificación de una intervención no adecuada.
3. Al menos uno de los instrumentos debería ser un test estandarizado de lenguaje, de fiabilidad y validez contrastadas, y que posea baremos adaptados a población con necesidades educativas especiales.
4. Al menos uno de los datos lingüísticos que deberán tenerse en cuenta procederán de la evaluación del lenguaje espontáneo.

En el caso de las herramientas de evaluación lingüística, nos encontramos ante una situación muy parecida a la referida en el apartado anterior. Apenas existen protocolos lingüísticos específicos para población con síndrome de Down, y los profesionales se ven obligados a utilizar protocolos y pruebas diseñadas para la evaluación del lenguaje en personas con desarrollo típico. No obstante, es necesario destacar algunas pruebas por su utilidad a la hora de establecer el nivel de desarrollo lingüístico que tiene la persona evaluada:

- ITPA, *Test Illinois de Aptitudes Psicolingüísticas* (Kirk *et al.*, 2004): está dirigido a niños de entre 3 y 10 años. El principal objetivo de esta prueba es detectar posibles dificultades en el proceso de comunicación (deficiencias en la percepción, interpretación o transmisión de información lingüística). Evalúa comprensión auditiva, comprensión visual, asociación auditiva, asociación visual, memoria secuencial auditiva, integración visual, integración gramatical, expresión motora e integración auditiva. De forma complementaria, intenta poner de manifiesto las habilidades o condiciones positivas que puedan servir de apoyo a un programa de recuperación. Su administración es individual y su aplicación suele durar aproximadamente una hora. Es una de las pruebas más utilizadas para evaluar a las personas con síndrome de Down, dado que permite obtener un perfil general de lenguaje.
- *Registro Fonológico Inducido* (Juárez y Monfort, 1989): su administración está especialmente recomendada para este colectivo con el objetivo de poder conocer cuáles son los fonemas específicos que puede producir el niño y cuáles no. Aunque está dirigido a niños de entre 3 y 6 años de edad, se aplica en muchos casos en edades posteriores. Registra las peculiaridades del habla del niño, en producción inducida de palabras y en repetición, si es necesario. Y, además, permite comparar la producción obtenida del niño con la producción media de un grupo de niños de su edad que vive en un entorno social similar. Se suele tardar entre 10 y 20 minutos en completarlo.

- *Prueba fonológica de Laura Bosch* (Bosch, 2004): otra opción es administrar el muy conocido material diseñado por Bosch. En él se presentan unas láminas para que las denomine la persona evaluada y se anota el modo en que ha pronunciado cada una de esas palabras que, por supuesto, recogen un repertorio fonológico muy amplio. En el análisis posterior de las respuestas se podrán ver los procesos alterados y no alterados. El material ofrece unas tablas en las que informa del porcentaje de niños que a unas determinadas edades presentan los procesos que podemos encontrar en nuestra evaluación. Estas tablas, no obstante, no están realizadas y no incluyen niños con síndrome de Down, por lo que debemos ser cautelosos en la interpretación.
- BLOC, *Batería de Lenguaje Objetiva y Criterial* (Puyuelo *et al.*, 1997): es una batería de evaluación del lenguaje para niños en edad escolar que evalúa la producción lingüística (morfología, sintaxis, semántica y pragmática). Su administración está recomendada para niños de entre 5 y 14 años de edad, aunque en la población con síndrome de Down también se utiliza en edades posteriores. La duración de esta prueba en este colectivo suele ser de entre 45 y 90 minutos, por lo que se recomienda completarla en dos sesiones. Existe además una versión (Bloc Screening-R, 2007) que incorpora una nueva puntuación global del lenguaje y que permite una administración más ágil de toda la prueba. Es importante destacar que incluye un apartado específico para la aplicación del test a poblaciones con necesidades educativas específicas. Además, el programa BLOC-INFO (informatizado) permite obviar la consulta de baremos. El usuario introduce la pauta de aciertos y el programa devuelve para cada uno de los bloques y los módulos las puntuaciones correspondientes del examinado.
- ELCE, *Exploración del Lenguaje Comprensivo y Expresivo* (Zurita *et al.*, 2014): estudia el desarrollo del lenguaje a partir de tres niveles diferentes: lingüístico, neurofisiológico y psicológico. El registro del habla-lenguaje persigue dos objetivos: por una parte, la valoración de la comprensión del lenguaje desde el punto de vista semántico, analítico-sintético

y de pensamiento; en segundo lugar, la evaluación cualitativa de la producción del lenguaje. Se utiliza en niños de entre 4 y 7 años.

- *Inventario de Desarrollo Comunicativo MacArthur-Bates* (López Ornat *et al.*, 2005): refleja el proceso de adquisición temprana del lenguaje mediante un conjunto de manifestaciones diversas: gestos prelingüísticos, vocalizaciones prelingüísticas, vocabulario y gramática. Una de las diferencias con respecto a otras pruebas lingüísticas es que este inventario está pensado para ser cumplimentado por el entorno familiar de la persona (padres o cuidadores), no por los propios evaluados. Es pertinente y relevante destacar que actualmente ya existe una versión adaptada específicamente para niños con síndrome de Down (Galeote *et al.*, 2008).
- Peabody, *Test de Vocabulario en Imágenes* (Dunn *et al.*, 2006): evalúa especialmente lenguaje comprensivo, no productivo. Contiene 192 láminas con cuatro dibujos cada una en las que el sujeto debe indicar qué ilustración representa mejor el significado de una palabra dada por el examinador. Existen diferentes criterios de comienzo y terminación en función de la edad y el número de errores cometidos, lo que hace que generalmente no supere los 15 minutos de sesión. Se utiliza en niños a partir de 2 años, sin límite de edad.
- CEG, *Test de Comprensión de Estructuras Gramaticales* (Mendoza *et al.*, 2005): está dirigido principalmente a niños de 4 a 11 años y a niños o adultos que presenten trastornos de comprensión del lenguaje, afasia o traumatismos craneoencefálicos. Es un instrumento diseñado para evaluar la comprensión gramatical. El evaluado debe elegir de entre cuatro dibujos el que corresponde a la oración leída por el examinador, lo que requiere que determine y comprenda su estructura sintáctica. Es relevante destacar que no requiere de ningún tipo de respuesta verbal, por lo que es aplicable en los casos en los que el desarrollo del lenguaje expresivo esté afectado de forma importante. Su aplicación en sencilla y rápida, al igual que su corrección. El CEG permite tanto una interpretación cuantitativa como una valoración cualitativa. Su administración dura entre 15 y 20 minutos.

- ELA-R, *Examen Logopédico de Articulación* (García *et al.*, 1999): su aplicación está dirigida a partir de 2 años en adelante. Consta de 126 dibujos de imágenes distribuidos en 42 láminas, que contienen los fonemas y grupos de fonemas del español en sus diferentes posiciones de articulación. Es una prueba de ejecución verbal que pretende evaluar el grado de dominio de los diversos fonemas del castellano. Para ello se propone explorar el lenguaje espontáneo, el lenguaje reproductivo y el lenguaje inducido. Con esta exploración es posible detectar posibles problemas o retrasos tanto en el dominio de la correcta pronunciación del niño como en su grado de desarrollo fonológico.
- PREP-R, *Protocolo Rápido de Evaluación Pragmática-Revisado* (Fernández-Urquiza *et al.*, 2015): no se trata propiamente de un test, pero sí son unos materiales específicos para la evaluación pragmática muy interesantes por varios motivos, el principal es que contempla la pragmática desde un punto de vista más rico que otros materiales que se basan meramente en la respuesta de las personas ante láminas que representan diversas situaciones. Los resultados del PREP-R permiten aproximarse a la naturaleza de la posible dificultad pragmática porque examina si esta dificultad tiene un carácter gramatical o bien si tiene un carácter más cognitivo o comunicativo. Además, es un material gratuito disponible en internet.

2.5. Pruebas lingüísticas no estandarizadas

Como en el apartado anterior dedicado a la evaluación de los aspectos cognitivos, en el caso de la evaluación lingüística también va a ser interesante realizar una serie de tareas que aporten información adicional a la recabada mediante la administración de test y escalas. La información extraída de pruebas no estandarizadas es de nuevo fundamental, por lo que pasamos a dar algunas pinceladas sobre ella:

- *Inteligibilidad*. Como sabemos, las personas con síndrome de Down suelen presentar problemas de inteligibilidad, ya sea por sus características orofaciales o por aspectos propiamente lingüísticos (hablar deprisa, muy bajo, etc.). Para evaluar la inteligibilidad podemos analizar producciones espontáneas en vídeo o audios. Es importante comparar la producción espontánea con la producción en repetición. La tarea de repetición de palabras y pseudopalabras puede ser muy útil para ello, pero también lo será el que repita frases o sencillamente sílabas; en definitiva, todo aquello que consideremos relevante en cada momento. También puede resultar de interés llevar a cabo tareas de denominación. Se trataría de un estadio quizá intermedio entre lo espontáneo y lo repetido. Es indudable que tener grabaciones y unos datos claros de las capacidades y la inteligibilidad en estos tres ámbitos (habla espontánea, denominación y repetición) supone tener una información completa, precisa y útil.

- *Ritmo*. El ritmo del habla o velocidad a la que hablamos constituye un factor importante para la inteligibilidad del habla. Los niños con síndrome de Down pueden tener un ritmo rápido, lento o irregular y variable. Una actividad para evaluar el ritmo consiste en que la persona sea capaz de imitar secuencias rítmicas, por ejemplo, a través de golpes en la mesa o de palmadas. En todo caso, esto trataría de evaluar su capacidad de adaptación rítmica. Un nivel algo más complejo consistiría en acomodar a esos golpes sílabas, así a cada golpe le corresponde una sílaba independientemente del ritmo que se siga para observar el nivel de coordinación rítmica tanto verbal como motora. Se puede realizar también una grabación de su habla espontánea y averiguar su tasa de habla usando, por ejemplo, un metrónomo. Si no fuera posible, se podría sencillamente contar el número de palabras por unidad de tiempo. De este modo se obtendría una medida objetiva que podría darnos información acerca de los motivos por los que su habla es más o menos ininteligible.
- *Morfosintaxis*. Las personas con síndrome de Down suelen presentar notables dificultades tanto en morfología como en sintaxis, motivo por el que es necesario evaluarlas. Aunque hemos visto algunos test que pueden aportar información acerca de la capacidad o del nivel morfosintáctico, también

hemos visto que estos test aportan baremos para otras poblaciones y, además, se trata de pruebas que no completan ni contemplan necesariamente la información que se necesita. El test de Berko, de 1958, es un material que, no estando baremado, es de gran utilidad a la hora de evaluar a este grupo poblacional. Inicialmente, el test estaba pensado para evaluar el procesamiento morfológico en los niños con desarrollo típico y, para ello, se emplearon pseudopalabras. El test de Berko, conocido como test de Wug, por ser este uno de sus ítems, consiste en mostrar una lámina con un dibujo inventado y señalarlo mientras se le dice al niño: "Mira, esto es un… *wug*". Luego se muestra el mismo dibujo, pero con varios objetos, y se le dice: "Mira, esos son muchos…". Y se toma como correcta la respuesta *wugs*. Esta prueba se ha llevado a cabo también en español, y no solo con población con desarrollo típico, sino también con población con síndrome de Down (Lázaro, Moraleda y Garayzábal, 2013), con resultados muy interesantes. Por tanto, se ha comprobado que su utilización es apropiada en esta población. A continuación se presenta un ejemplo de este tanto en palabras como en pseudopalabras. En el primer caso (palabras) se le dice a la persona: "Aquí hay un atún (*señalando la imagen de la izquierda*). Ahora tú. Aquí hay varios…".

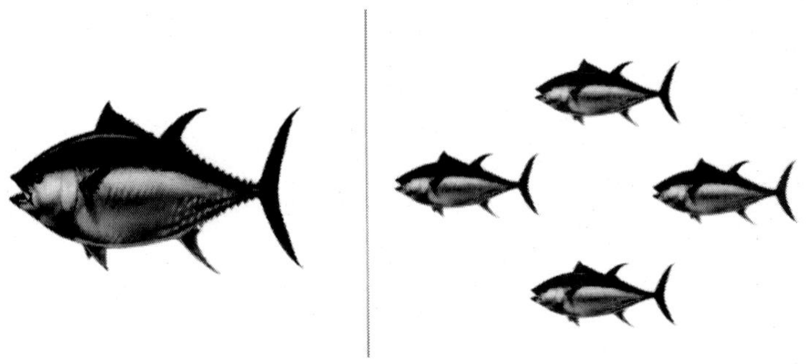

En el caso de la instrucción con pseudopalabras se repite el patrón del caso anterior. Se le dice a la persona: "Aquí hay un amir (*señalando la imagen de la izquierda*). Ahora tú. Aquí hay varios…".

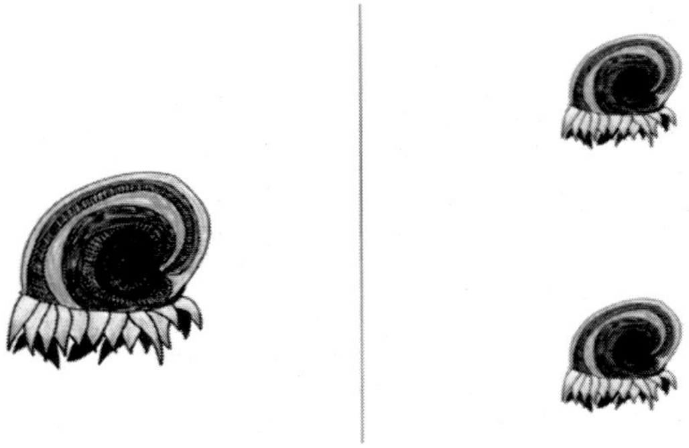

En cuanto a la evaluación de la sintaxis, podemos proponer que la persona complete una frase que nosotros hemos comenzado ("María come..."). Esta tarea suele usarse en intervención, tal y como veremos, aunque su utilidad en la evaluación es clara también. Es importante variar la complejidad de las actividades (en grado de complejidad creciente) utilizando más o menos apoyos (visuales o auditivos). Se podrán trabajar desde categorías concretas (nombres, adjetivos, verbos...) a estructuras simples o complejas, aspecto y tiempo verbal, adverbios, etc. La complejidad sintáctica y expansión estructural constituye una forma de evaluación e intervención bastante versátil y productiva.

- *Léxico*. En esta área debemos evaluar tanto léxico pasivo como léxico activo. Resulta conveniente recordar que las personas con síndrome de Down suelen tener un nivel mucho mayor de léxico pasivo que de activo y que, además, los resultados de algunas personas con síndrome de Down pueden llegar a ser incluso comparables con los de la población normotípica. En este aspecto léxico, es razonable realizar tanto ejercicios de designación como actividades de denominación. Siempre han de considerarse los conocimientos que pueda tener el niño en función de su ambiente y actividades.
- *Pragmática*. Aunque puede ser complicado evaluar la pragmática como tal, en este punto se recomienda valorar este aspecto en distintos contextos para conocer el lenguaje utilizado en cada uno de ellos; la competencia pragmática varía mucho en función del entorno. La información aportada por

los padres es muy importante en este caso, y los cuestionarios pragmáticos específicos y de conducta serán de gran utilidad para recoger esta información. Es importante conocer sus habilidades comunicativas en situaciones grupales e individuales y ante determinadas situaciones e interlocutores. Algunos estudios han puesto de manifiesto dificultades en la pragmática interactiva en personas con síndrome de Down, centrada tanto en la toma de turnos como en la relevancia de estos (Moreno y Díaz, 2014).

– *Lenguaje comprensivo*. Las personas con síndrome de Down poseen un mayor nivel de lenguaje comprensivo que expresivo. El seguimiento de órdenes sería una actividad que ayudaría a evaluar la comprensión del lenguaje. Hay que tener en cuenta que las órdenes no son siempre igualmente complejas de seguir. Por un lado, está el número de acciones o argumentos que puedan introducir. No es lo mismo "poner en la mesa un bolígrafo" que "poner en la mesa del pasillo el bolígrafo azul". En el segundo caso hay que tener un mayor nivel comprensivo para poder realizar la acción correctamente, porque hay más de una mesa y más de un bolígrafo y, por ello, no basta con comprender estos nombres y el verbo "poner", sino que hay que entender los adjetivos o argumentos que las diferencian de otros ejemplares: "mesa del pasillo" y "bolígrafo azul". Además de la ejecución de acciones prototípicas, conviene solicitar la realización de acciones poco comunes y que requieren una compresión plena del lenguaje para poder ejecutarse. El adecuado cumplimiento de la orden dará pistas sobre si la comprensión está mejor o peor preservada y así se podrá intervenir en consecuencia.
– *Análisis de muestras de lenguaje espontáneo*. Por medio de la recogida de muestras de lenguaje espontáneo se podrá identificar cómo es la comunicación y el lenguaje de la persona que estamos evaluando y permitirá determinar en qué aspectos de ambas dimensiones se concentran los problemas; es decir, permite obtener una panorámica general del funcionamiento comunicativo y lingüístico que podrá contrastarse con los resultados y la interpretación de estos, obtenidos por medio de la aplicación de pruebas estandarizadas y la infor-

mación proporcionada por los padres. Toda la información obtenida indicará en su conjunto por dónde habrá de comenzar la intervención y permitirá determinar, por ejemplo, si se establecen o no determinadas relaciones semánticas entre objetos y acciones del entorno, lo que servirá para poder conocer el uso de las categorías semánticas. De esta manera, las palabras significan y establecen diferentes relaciones en función del contexto. Por ejemplo, en "quiero coche" versus "mamá en coche", queda claro que el significado de "coche" varía de una emisión a otra y que las relaciones son diferentes; mientras que en la primera "coche" es un mero objeto, en la segunda es una localización. Estas relaciones semánticas se establecen sobre la base del conocimiento del vocabulario y de la estructura. Es importante observar la cantidad de vocabulario productivo, dado que, si este es pobre, el lenguaje se verá muy limitado. Por medio del lenguaje espontáneo podremos determinar si la persona domina un vocabulario más o menos amplio o si, por el contrario, parte de la intervención contemplará su ampliación. Del mismo modo, el establecimiento de relaciones semánticas adecuadas no solo precisa del conocimiento y manejo de un vocabulario más o menos extenso, sino del establecimiento de estas relaciones desde un punto de vista estructural. Cuanta menor complejidad, menor funcionalidad comunicativa ("mamá coche" / "mamá está coche" / "mamá está en el coche").

El análisis de habla espontánea permite también medir, ya sea mediante el cómputo de palabras o de morfemas, la longitud media de enunciado. En el caso del español, lengua rica morfosintácticamente, puede muy bien decirse que la medición de este valor es más adecuada en morfemas. La longitud media de enunciado ofrece una información muy rica y ha sido por ello muy estudiada en la adquisición del lenguaje. Lamentablemente existen valores aproximados de referencia, pero no para personas con síndrome de Down, motivo por el que los datos que se puedan extraer tendrán que ser considerados con cautela. No obstante, conocer la longitud media de enunciado de cada persona evaluada permitirá tener una representación muy cabal de sus habilidades morfosintácticas.

Por medio del análisis del lenguaje espontáneo, además, se podrá observar si la interacción y forma de comunicar está más o menos basada en el uso de gestos. Los gestos son muy importantes en la interacción cuando la complementan y también cuando la suplen (no hablamos de la lengua de señas, sino de gestos complementarios para la comunicación), aunque es evidente que en este segundo caso la comunicación queda muy reducida y afectada. Esto resulta de gran interés porque un porcentaje de personas con síndrome de Down no usa el lenguaje verbal para comunicarse o, si lo hacen, es con muchas dificultades, por lo que suplen esta carencia con gestos. Determinar el tipo de gestos que utilizan permitirá tomar decisiones acerca de la posible implantación de un sistema alternativo de comunicación o de un sistema aumentativo.

El análisis del lenguaje espontáneo permite también determinar el propósito o intención comunicativa, como, por ejemplo, obtener la atención, pedir, expresar sentimientos, proporcionar información... De este análisis se verá cuán limitadas o no están estas funciones para que la comunicación sea realmente eficaz.

2.6. Lectoescritura

Es común la creencia de que las personas con síndrome de Down no son capaces de adquirir buenos niveles de lectoescritura. Todo lo contrario, muchas de ellas presentan niveles óptimos –funcionales– de lectura y escritura. Por consiguiente, la evaluación de esta área resulta fundamental como base para poder iniciar posteriormente la intervención. Sin embargo, hay que tener en cuenta que esta adquisición no sigue un patrón uniforme en este colectivo, y que la edad de inicio puede variar entre los 4 y los 12 años. Incluso en la edad adolescente y adulta son muchas las personas que adquieren un nivel de lectura y escritura funcional que les permite, sobre todo, poder desarrollarse en su entorno más próximo. Igualmente, hay que tener en cuenta que, aunque cada profesional intenta adaptarse al nivel de la persona, en los últimos años ha sido una práctica muy extendida utilizar en etapas iniciales la ruta léxica (tomando la palabra como un todo) para, posteriormente, en etapas más avanzadas, progresar en la lectura hacia la ruta fonológica. De hecho, prácticamente todas las intervenciones en esta área giran en torno al método de lectura y escritura de Troncoso y Del Cerro (1998). Por tanto, es importante tener en cuenta una serie de factores antes de comenzar la evaluación de la lectoescritura:

a) No todos los niños siguen el mismo método de enseñanza de lectoescritura. Por ello es imprescindible conocer cuál es la estrategia de enseñanza que se sigue en su centro educativo, si es que ya se ha comenzado con ella.

b) Para que un niño empiece a desarrollar la lectoescritura debe presentar inicialmente buenos niveles de percepción, discriminación y atención, tanto visual como auditiva. Esta es la razón principal por la que la edad de inicio varía considerablemente en este colectivo.

c) Es necesario tener en cuenta el estilo de aprendizaje y las características de cada persona a la hora de comenzar la evaluación de la lectoescritura. Hay personas que pueden manifestar negación por realizar una tarea que no les gusta (por ejemplo, copiar), sin embargo, sí llevar a cabo otras actividades de forma satisfactoria que les aporten más funcionalidad (por ejemplo, leer).

Al igual que ocurre en las otras áreas, es interesante realizar una evaluación de la lectoescritura utilizando pruebas estandarizadas y no estandarizadas para complementar la información obtenida al respecto.

2.6.1. Pruebas de lectoescritura

Actualmente no existen pruebas de evaluación estandarizadas que estén adaptadas a personas con síndrome de Down. No obstante, hay algunos test que pueden ayudar a establecer el nivel de lectoescritura y que son los más utilizados en este colectivo.

- *Prolec-R* (Cuetos *et al.*, 2007): evalúa la lectura mediante cuatro procesos: identificación de letras, reconocimiento de palabras, procesos sintácticos y procesos semánticos. Para ello se utilizan nueve tipos de tareas diferentes: nombre o sonido de las letras, igual-diferente, lectura de palabras, lectura de pseudopalabras, estructuras gramaticales, signos de puntuación, comprensión de oraciones, comprensión de textos y comprensión oral. Aunque puede administrarse en una única sesión de entre 30 y 60 minutos, es preferible hacerlo en dos para así evitar la fatiga y sus consecuencias en la obtención de resultados. La edad de administración se sitúa entre los 6 y 12 años cuando se trata de población con desarrollo típico.
- *Proesc* (Cuetos *et al.*, 2004): orientada para edades de 8 a 15 años en el desarrollo típico. El tiempo de administración oscila entre los 40 y 60 minutos. Evalúa los procesos que intervienen en la escritura, desde los más simples a los más complejos. La batería está formada por 6 pruebas: dictado de sílabas, dictado de palabras, dictado de pseudopalabras, dictado de frases, escritura de un cuento y escritura de una redacción. Los aspectos evaluados son el dominio de las reglas ortográficas, de acentuación y de conversión fonema-grafema, el uso de las mayúsculas y de los signos de puntuación, el conocimiento de la ortografía arbitraria y la planificación de textos narrativos y expositivos. Una de las ventajas de esta prueba es que, posteriormente, ofrece pautas de orientación para trabajar las áreas alteradas que han sido detectadas durante la evaluación, aunque lo haga de un modo que pueda resultar muy general y que esté pensado para población con desarrollo típico.
- TALE, *Test de Análisis de la Lectoescritura* (Toro y Cervera, 1980): determina el nivel general y las características específicas que presenta la persona tanto en lectura como en escritura. Está dirigida a niños de entre 6 y 10 años con desarrollo típico. Está compuesto por dos subtest: lectura (lectura de letras, lectura de sílabas, lectura de palabras, lectura de textos y comprensión lectora) y escritura (copia, dictado y escritura espontánea).

2.6.2. Pruebas de lectoescritura no estandarizadas

Como ya se ha comentado anteriormente, en ocasiones, los profesionales que trabajan con personas con síndrome de Down no pueden extraer de los test administrados suficiente información, por lo que necesitan realizar otras tareas en la evaluación del nivel de lectoescritura de la persona. El hecho de carecer de baremos específicos es una razón fundamental para que no suelan bastar los test de lectura, pero, además, es fundamental el que no sean lo suficientemente concretos o específicos en habilidades que quisiéramos conocer con mayor detalle. Por ello resulta fundamental, especialmente pensando en la intervención, realizar pruebas no estandarizadas. A continuación se describen brevemente algunas áreas interesantes:

- *Lectura de letras.* Es importante conocer cuáles son las letras aisladas que es capaz de identificar la persona.
- *Lectura de sílabas.* En este punto se debe tener en cuenta los distintos tipos de sílabas que existen y poner varios ejemplos de cada uno de ellos. En principio indagaremos con sílabas compuestas por fonemas conocidos que sepamos y en formato consonante-vocal. Evaluaremos también otras estructuras como consonante-consonante-vocal, e incluso otras menos usuales y más complejas si lo viéramos necesario.
- *Lectura de palabras.* Las palabras presentadas deben variar en dificultad, en complejidad, en longitud de letras (por ejemplo, de 3 a 10 letras) y en frecuencia. Esto puede permitir identificar el tipo de estrategia de aprendizaje de la lectura que utiliza la persona. Como veremos, las personas con síndrome de Down van a aprender a leer generalmente por medio de un método global.
- *Lectura de pseudopalabras.* Es necesario conocer si la persona desarrolla la ruta fonológica durante la lectura y si esta está consolidada. En relación con el punto anterior, no va a ser extraño que los niños no realicen bien ninguna lectura de peudopalabras, pero sí que lo hagan de un buen número de palabras. El proceso de aprendizaje lector por el que pasan debido al método de enseñanza lo explica perfectamente. En este caso

estaríamos ante personas que no han comenzado aún con el proceso de conversión grafema-fonema, lo que es un dato relevante para la intervención.

- *Lectura de oraciones*. Se debe tener en cuenta el contexto oracional en el proceso de lectura. De esta forma se puede evaluar la puesta en marcha tanto de procesos sintácticos como de procesos semánticos. Se podrán utilizar láminas que orienten la lectura, si bien la lectura de oraciones puede ser muy compleja en multitud de casos. Por ello va a ser bueno comparar la realización de la lectura con apoyos visuales y sin ellos, con palabras muy conocidas y menos conocidas mientras se mantiene la estructura sintáctica. De este modo sistemático se podrá extraer información más específica acerca de las habilidades lectoras de las personas con síndrome de Down.
- *Comprensión de textos*. A través de la lectura de un texto y preguntas sobre este se analizará la comprensión macroestructural del texto leído. Las preguntas deberán incorporar tanto preguntas literales como inferenciales. Los aspectos tratados en los puntos anteriores (ayudas visuales, etc.) son igualmente pertinentes en este punto.
- *Copia*. Se utiliza principalmente para comprobar si existe una buena relación entre el sistema de análisis visual y el nivel grafémico. En ocasiones, la hipotonía u otras circunstancias físicas, como la dificultad para manejar el lapicero, harán que las personas no puedan realizar buenas copias de los estímulos propuestos. Habrá que prestar atención al proceso que genera los trazos.
- *Escritura de palabras*. Sirve especialmente para comprobar la conversión que se produce entre el fonema y el grafema. Adicionalmente, si la palabra es muy conocida, servirá para evaluar el grado de representación en memoria de esta. Está claro que, como se indicaba anteriormente, algunas personas podrán escribir palabras conocidas, pero no aquellas otras que no conozcan visualmente. Cuando tengan cierto desarrollo analítico de la lectura, entonces sí podrán mostrar patrones más semejantes entre palabras conocidas y desconocidas.

- *Escritura de pseudopalabras*. En clara relación con el punto anterior, se usa para comprobar el nivel de desarrollo de la conversión que se produce entre el fonema y el grafema.
- *Dictado*. Permite comprobar no solo los procesos sintácticos que se realizan, sino también la influencia de los procesos semánticos. Es una tarea muy completa que ofrece muchísima información si es analizada con cuidado. En todo caso, puede resultar en exceso compleja para muchas personas, al menos hasta que tengan una trayectoria más amplia de aprendizaje de la lectoescritura.
- *Escritura espontánea*. Esta tarea es ciertamente la más compleja, pero permite evaluar tanto la forma como el contenido de la escritura. Por tanto, a través de un pequeño texto escrito se pueden comprobar varias áreas como la caligrafía, la ortografía, la direccionalidad, el tamaño, los patrones grafomotores, etc., hasta el vocabulario utilizado, la estructuración de frases y la coherencia global del texto.

2.7. Otras áreas de interés

A lo largo de este capítulo se han desarrollado diferentes ideas acerca de la evaluación en personas con síndrome de Down. A pesar de ello, no hay que olvidar que existe un área de especial relevancia dentro del desarrollo integral de la persona que no se ha considerado hasta el momento: el área socioafectiva. El desarrollo comunicativo y lingüístico y el desarrollo socioafectivo tienen una relación bidireccional y recíproca, ya que ambas se influyen mutuamente. Por ello es necesario destacar otras pruebas que no solo evalúen la competencia lingüística o intelectual, sino que se centren en otro tipo de aspectos propios del nivel socioafectivo y social. Destacamos las siguientes:

- *Escalas Vineland* (Sparrow *et al.*, 1985): evalúan la suficiencia personal y social de los niños, tanto con discapacidad intelectual como sin ella. Mide la conducta adaptativa a lo largo de todo el ciclo vital. Puede aplicarse de forma individual o colectiva. Proporcionan un índice del desarrollo adaptativo en las áreas de socialización, actividades de la vida diaria, habilidades motrices y comunicación. Existen tres versiones de este: forma general (compuesta por 140 ítems), forma extensa (compuesta por 500 ítems) y forma para aulas escolares (dirigida a niños de entre 3 y 13 años).

- *Inventario de destrezas adaptativas CALS* (Morreau *et al.*, 2002): aporta una evaluación detallada de las habilidades necesarias para el desarrollo autónomo en diferentes contextos: educativo, familiar, comunidad, etc. Cada uno de los módulos se organiza en conductas ordenadas por grado de dificultad. Por otro lado, esta prueba no solo permite la evaluación de la persona con síndrome de Down, sino que sienta las bases para la planificación de un programa de aprendizaje.
- *Achenbach's Child Behaviour Checklist* (Bolte *et al.*, 1999): inventario del comportamiento que se aplica con el objetivo de evaluar de forma muy dirigida síntomas relacionados con problemas de comportamiento y conducta. Realiza varias distinciones: síntomas interiores (ansiedad/depresión, aislamiento, quejas somáticas) y exteriores (conducta romper normas, conducta agresiva) y los generales (problemas sociales, problemas de atención y problemas de pensamiento). Está compuesto por 112 ítems y debe ser completado por los padres.
- *Inventario para la planificación de servicios y la programación individual ICAP* (Montero, 1993): tiene como objetivo valorar la funcionalidad, conducta adaptativa, problemas de conducta y necesidades de servicios de personas con discapacidades. Se compone de cuatro escalas que evalúan destrezas motoras, destrezas sociales y comunicativas, destrezas de la vida personal y destrezas de vida en la comunidad. Analiza la conducta a partir de ocho áreas de las cuales se extraen cuatro índices normativos de problemas de conducta: internos, asocial, externo y general. Permite obtener un perfil de aplicaciones instructivas, de tal manera que busca adecuar los objetivos y el contenido de los programas, para adecuarse al nivel de la persona.

Resumen

El proceso de evaluación nos permite establecer qué habilidades y qué dificultades están presentes en el funcionamiento de la persona que se está evaluando y tiene en cuenta muchos prismas, dado que al presentar discapacidad intelectual las personas con síndrome de Down deben evaluarse desde diferentes ámbitos que permitan obtener un cuadro general de lo que no está, lo que está de forma deficiente y las fortalezas en las que podremos apoyarnos posteriormente en el proceso de intervención, por lo que importa no solo su lenguaje, comunicación y habla, sino otros aspectos cognitivos como la atención y la memoria.

En el proceso de evaluación tendremos en cuenta información proveniente de las familias, otros informes y evaluaciones, programas de tratamiento que el paciente haya recibido previamente, para elaborar una historia clínica que completaremos con la evaluación del habla, comprensión y producción de la lengua tanto en situaciones estructuradas (pruebas estandarizadas) como de observación en contextos naturales de interacción que nos va a permitir obtener un perfil (cognitivo, lingüístico, comunicativo y conductual) de las habilidades y dificultades de la persona, que posteriormente posibilitará el desarrollo de pautas de intervención individuales y fomentar los aspectos mejor conservados de los que se partirá en el proceso de intervención para conseguir hacer aflorar los ausentes o fortalecer los más débiles.

En el caso de las personas con síndrome de Down conviene complementar la evaluación lingüística y comunicativa con pruebas de evaluación de la atención, memoria, inteligibilidad y conducta.

La evaluación logopédica nos aportará información relacionada con la forma de comunicación de la persona evaluada, los interlocutores clave de esta y sus intereses. Así obtendremos información sobre si usa o no un sistema lingüístico verbal, o gestos; si su capacidad de imitación es adecuada o si, por el contrario, es poco funcional; si su habla es comprensible; si sus mensajes son funcionales y eficientes, si sus emisiones son completas o no; qué conoce y qué no conoce respecto al lenguaje y la comunicación; en definitiva, importa determinar si su sistema de comunicación se aleja más o menos de los hitos evolutivos del desarrollo del lenguaje esperables para su edad y nivel cognitivo para poder enfocar de forma más eficaz la intervención.

Caso clínico

Marina es una niña de 8 años de edad cronológica con el diagnóstico de síndrome de Down. Desde que comenzó Educación Infantil asiste a un centro de integración donde se le han realizado adaptaciones curriculares.

Marina va a comenzar el aprendizaje de la lectura y el equipo psicopedagógico ha decidido hacer una evaluación cognitiva y del lenguaje para ver hasta qué punto está o no lo suficientemente preparada para llevar a cabo este aprendizaje, dado que comenzó a expresar frases simples a la edad de 6 años y 8 meses y, ahora, a la edad de 8 años, sigue realizando emisiones cortas, aunque sus habilidades de conciencia fonológica, necesarias para el aprendizaje de la lectoescritura, empiezan a ser suficientes, en parte gracias al uso de reforzadores fonéticos visuales, que no solo han mejorado la inteligibilidad de su habla, sino también la discriminación de estos, por lo que podría ser ampliado su uso para el aprendizaje de la lectoescritura.

En el aula lleva dos años trabajando con el reconocimiento de grafemas y su asociación fónica, de este modo reconoce su nombre, el de sus mejores amigos (Pilar y Carlos), el del profesor (Juan) y grafemas sueltos, que no siempre están afianzados. Aún no es capaz de reconocer otras palabras y otorgarles significados.

La capacidad atencional de Marina es baja, y esta, junto con la percepción, son de especial relevancia en el proceso de aprendizaje de lectura, dado que son la base para poder seleccionar la información escrita, retenerla y reconocerla, posteriormente, como palabras dentro de un contexto.

Las siguientes pruebas se utilizan para valorar diferentes aspectos psicolingüísticos:

- WISC IV-R: para valorar la inteligencia general.
- Test de discriminación auditiva.
- L. Bosch: prueba de desarrollo fonológico.
- Prueba de repetición de palabras y frases.
- CEG: prueba de comprensión de estructuras gramaticales.
- PROLEC.
- Muestra de lenguaje espontáneo.

El resultado de la evaluación proporciona los siguientes resultados:

- Un CI total de 51. En la prueba quedan manifiestas dificultades de atención, limitaciones con el lenguaje, la información proporcionada y las relaciones de significado entre palabras y una baja velocidad de procesamiento.
- No se aprecian problemas específicos de discriminación auditiva que puedan limitar su aprendizaje lectoescritor.
- Respecto a su competencia de producción fonológica, se aprecian los problemas típicos de este tipo de población debido a la formación de la cavidad bucofonatoria, por lo que su articulación en bastante imprecisa, pero no limitante para trabajar la lectoescritura.
- En la prueba de repetición de palabras y frases hay una tendencia a reducir considerablemente las frases, pero en lo que se refiere a las palabras no se observan problemas específicos.
- La comprensión de estructuras gramaticales es bastante limitada, especialmente cuando se pasa de frases simples (SVO) a frases con un mayor nivel de complejidad, pero no parece constituir un aspecto limitante para poder introducir la lectoescritura en sus primeros estadios.
- En la prueba de procesos lectores (PROLEC) tiene dificultades en todas las tareas, aunque su mejor desempeño lo lleva a cabo en las tareas de nombre o sonido de las letras e igual-diferente.
- Respecto a su lenguaje espontáneo, ya se ha comentado que es un lenguaje muy sencillo que tiende a omitir elementos de la oración, especialmente flexión verbal, y a dejar inconclusas las oraciones.

De los resultados obtenidos de la evaluación se desprenden los objetivos de la intervención logopédica en lectoescritura para este año escolar, que son los siguientes:

- Afianzar el reconocimiento de grafemas y su asociación fónica.
- Que reconozca el nombre de los compañeros de aula.

- Que sea capaz de reconocer palabras de uso cotidiano cortas (se recomienda que en un comienzo sean bisílabas y de estructura silábica CV (consonante-vocal) y pueda otorgar significado a estas. No hay un número mínimo o máximo; evidentemente, cuantas más palabras, mejor será el aprendizaje. Estas palabras tendrían que tener un impacto inmediato en su día a día para que se asentasen los principios de la lectura global.
- Introducir, cuando se considere oportuno, cierta complejidad en este aprendizaje: palabras con tres sílabas, palabras función, alguna sílaba inversa (CVC).

Preguntas de autoevaluación

1. A la hora de evaluar la competencia lingüística, NO es importante:

   a) Utilizar varios instrumentos estandarizados que nos permitan establecer un perfil lingüístico de la persona con discapacidad intelectual. ☐
   b) Utilizar otros instrumentos de evaluación que puedan recoger información del desarrollo del lenguaje de la persona con discapacidad intelectual. ☐
   c) Realizar una evaluación de acuerdo con criterios estrictamente personales de cada logopeda. ☐
   d) Tener en cuenta las diferentes áreas lingüísticas, así como los prerrequisitos del lenguaje. ☐
   e) Basarnos en los datos que nos ofrezca el protocolo de evaluación. ☐

2. La recogida de datos por parte del profesional acerca de la persona con síndrome de Down debe realizarse:

   a) Antes del programa de intervención. ☐
   b) Después del programa de intervención. ☐
   c) En ambos casos, ya que es imprescindible para observar la evolución. ☐
   d) Siempre mediante protocolos estandarizados. ☐
   e) Fundamentalmente a través de la entrevista con los padres. ☐

3. Si al pasar un test de lenguaje nos encontramos con que el niño se cansa, es recomendable:

   a) Terminar la evaluación del test lo antes posible. ☐
   b) Continuar con la evaluación logopédica en otra sesión, partiendo desde el punto en el que se comenzó a mostrar cansancio. ☐
   c) Continuar con la evaluación logopédica en otra sesión y empezar desde el inicio. ☐
   d) Pasar un test cada día de evaluación. ☐
   e) Pedir a los padres que nos ayuden a completar la información que nos falta. ☐

4. Cuando se evalúa el nivel del lenguaje de la persona con síndrome de Down debemos tener en cuenta:

   a) Debe pasarse el test por completo para poder establecer un nivel de desarrollo del lenguaje. ☐
   b) Puede ser que algunas partes o subáreas de los test queden incompletas porque el niño no llega al nivel que se establece como base. ☐
   c) Es imprescindible centrarnos únicamente en las áreas del lenguaje y la comunicación. ☐
   d) No es necesario tener en cuenta aspectos que puedan afectar a la evaluación: conducta, sociabilidad, etc. ☐
   e) La recogida de información, especialmente a través de los test estandarizados. ☐

5. Existe la adaptación para la población con síndrome de Down de la prueba:

   a) Inventario de Desarrollo Comunicativo McCarthur. ☐
   b) Prueba de Lenguaje Oral de Navarra. ☐
   c) Batería de Lenguaje Objetiva y Criterial. ☐
   d) Exploración del Lenguaje Comprensivo y Expresivo. ☐
   e) Examen Logopédico de Articulación. ☐

Guía para el terapeuta

3

Las personas con síndrome de Down se enfrentan a una serie de limitaciones que son inherentes a su cuadro sindrómico, entre ellas las que competen al desarrollo de la comunicación, lenguaje y habla y al desarrollo motor. Ser conscientes de este hecho permite que la atención al recién nacido con síndrome de Down se pueda focalizar hacia estos aspectos estimulándolos desde el primer momento.

Los beneficios de la intervención logopédica en personas con síndrome de Down están fuera de toda duda. La evidencia científica es amplia y muestra su utilidad en distintas etapas de la vida de las personas con este síndrome; de hecho, varios autores han mostrado que se produce un desarrollo continuado de las habilidades lingüísticas y comunicativas hasta la edad adulta, lo que supone que la intervención en esta área ocupa, o debería ocupar, una buena porción del ciclo de vida de la persona con síndrome de Down (Bunton, Leddy y Miller, 2007; Chapman, 1997; Hewitt, Hinkle y Miccio, 2005; Leddy y Gill, 1999).

En este capítulo se presentarán una serie de técnicas, actividades y consideraciones que son de interés para la programación de la intervención logopédica en las personas con síndrome de Down. Estas herramientas están especialmente concebidas para su puesta en práctica por parte de los profesionales. No obstante, es interesante que los familiares estén al corriente de los aspectos que aquí se presentan, analizan y recomiendan a los profesionales; de este modo, los padres podrán entender mejor la naturaleza del trabajo logopédico que se está realizando con sus hijos, así como sugerir determinadas modificaciones a partir de su experiencia directa en el entorno familiar o seguir mejor las recomendaciones que dichos profesionales puedan hacerles en determinados momentos de la intervención. Con todo, las siguientes páginas se dedican a aspectos prácticos de consideración para los profesionales que trabajan con población con síndrome de Down.

3.1. Objetivos del tratamiento

La intervención logopédica con las personas que padecen síndrome de Down se basa en conseguir los objetivos que se proponen una vez analizados los resultados de una evaluación completa. Estos objetivos son muy variables. Tal y como se ha visto en los capítulos anteriores, existe una gran diversidad en los aspectos lingüísticos –y no lingüísticos– de este síndrome. Como en toda intervención logopédica, es importante comenzar a trabajar las dificultades observadas tras el proceso de evaluación individual, pero nunca se deben olvidar los puntos fuertes, pues serán útiles para alcanzar determinados objetivos. Nos apoyaremos en las fortalezas para trabajar las dificultades. De este modo, para poder planificar el programa de intervención habrá que remitirse en primer lugar a ver cuáles son las destrezas de la persona en las que poder sustentar el aprendizaje de las nuevas competencias que se quieran implementar. Así, recomendamos introducir algunas habilidades nuevas junto con el desarrollo de habilidades más avanzadas.

Así pues, el objetivo general, pese a la variabilidad existente, puede trazarse claramente, puesto que se trata de desarrollar las capacidades lingüísticas y comunicativas al máximo posible considerando las particulares características de cada persona. Esto supone que, en algunos casos y áreas concretas, no se alcancen unos niveles similares a los obtenidos en promedio por personas con habilidades típicas, pero sí se intentará conseguir los mejores niveles considerando a la persona en su conjunto: capacidades, entorno, intereses, etc. Por ello será importante jerarquizar los objetivos que se van a trabajar. Como decimos, en algunas ocasiones será necesario centrarse en aquellas áreas más afectadas, mientras que en otras será relevante desarrollar aspectos que estén alterados en menor medida. Por tanto, no se trata de centrarse única y exclusivamente en las áreas que la evaluación ha detectado como más alteradas, sino valorar qué áreas necesitan atención prioritaria y en qué momento, para llegar a este desarrollo óptimo de cada una de las personas.

Por otro lado, para llegar al máximo desarrollo lingüístico y comunicativo de esta población hay que prestar atención no solo a sus niveles de competencia en un área o áreas concretas, sino también a sus necesidades, deseos y gustos. En este sentido es importante tener en cuenta el papel activo de la persona dentro de la intervención. No se trata, pues, de "imponer" unos objetivos que han de conseguirse, sino que deben integrarse estos en la intervención de cada individuo y para ello tanto la familia como la propia persona tienen un papel fundamental. La participación de la familia tiene un efecto beneficioso tanto en la persona como en el propio entorno familiar (Azmawati, Aniza y Syazana, 2013).

Es cierto que en determinados casos (niños muy pequeños o casos en los que la discapacidad intelectual sea profunda) el papel activo de la persona puede verse limitado y que ello genere cierta impotencia, principalmente debido a que los recursos y conocimientos que la familia puede poseer para afrontar una situación de este tipo sean escasos. Normalmente, y en un sentido general, se entiende que cuanta mayor es la dificultad intelectual menor es la posibilidad de participación activa en la toma de decisiones por parte de la persona. Esto es debido a que los objetivos son muy específicos y su consecución no suele ser a corto plazo, sino a medio, incluso largo plazo, por lo que tarda más en verse la efectividad de la terapia. Habría que adaptarse a cada caso buscando su participación activa y comprometida con la intervención, lo que implica, por ejemplo, que la persona sepa para qué se realizan las diferentes tareas. Como es evidente esto es diferente en la atención temprana. En edades tan tempranas, entre 0 y 6 años, los objetivos pueden consensuarse con los padres, en estas edades el papel de los niños en la planificación y comprensión de los objetivos de la intervención es muy limitado.

La participación activa de las personas con síndrome de Down y sus familias en la toma de decisiones está cobrando impulso e imponiéndose a una visión más clásica en la que el profesional determinaba en exclusiva qué hacer, cómo hacerlo y cuándo hacerlo. No obstante, esta visión queda en multitud de ocasiones en una mera cuestión dialéctica, sin la necesaria implementación de las medidas necesarias. Más allá de la cuestión teórica o dialéctica, la implementación de esta orientación es completamente necesaria en la intervención logopédica. Aunque es cierto que la puesta en práctica de esta visión de modo inadecuado o sin la necesaria explicación y justificación puede llevar a una pregunta crítica compleja (como, por ejemplo, ¿acaso los padres son profesionales que atienden a los hijos?), los beneficios observados avalan la implementación de una intervención ecológica. Los padres no deben ser nunca terapeutas ni relacionarse con sus hijos en estos términos profesionales, pero la intervención que se defiende aquí no pretende esto en modo alguno, si bien sí busca una involucración activa y cualificada de los progenitores.

Volviendo a los objetivos de la intervención logopédica, estos son varios. El principal, tal y como ya se ha dicho, es la consecución del mayor desarrollo lingüístico y comunicativo posible de acuerdo con las posibilidades de cada persona. Otro objetivo, también recalcado, es la necesidad de implicar a las familias y a las propias personas, en la medida de lo posible, en el proceso de intervención con el fin último de potenciar la funcionalidad de la persona en el día a día y en sus relaciones sociales. Las características idiosincrásicas de cada uno determinan qué hay que trabajar, cómo hay que intervenir y el orden en que deberemos introducir las nuevas habilidades en cada uno de ellos, pues las habilidades que poseen y emplean nos permitirán de forma razonablemente fiable determinar qué es lo que más fácilmente podrá desarrollar al menor coste posible. Por ello, los objetivos deben centrarse en la persona, dado que lo más funcional para unos puede no serlo para otros. Por poner un ejemplo, algunos niños pueden presentar tanto un bajo nivel de vocabulario como perseveraciones temáticas o dificultades para cambiar de tema. Ambos factores afectan a su capacidad de interaccionar satisfactoriamente con otras personas, pero en función del caso, el trabajo en estos aspectos pragmáticos puede ser prioritario en comparación con el léxico, pues para generar amistades y ampliar el espectro social, la capacidad para gestionar conversaciones puede ser mucho más determinante que un conocimiento mayor o menor de palabras. Por tanto, si en un determinado caso, por sus habilidades generales y su entorno, es necesario ampliar su círculo social y de amistades, entonces el objetivo de trabajar aspectos pragmáticos puede ser fundamental.

3.2. La intervención logopédica. ¿A quién se dirige? ¿Cómo?

La intervención logopédica está destinada a favorecer, facilitar y desarrollar las habilidades lingüísticas, además de proporcionar herramientas comunicativas a todas aquellas personas que muestren un retraso, incapacidad y problemas relacionados con el lenguaje en todas sus dimensiones. El proceso de intervención abarca todas las etapas del ciclo vital de la persona que presente alteraciones del habla, del lenguaje y de la comunicación.

En el caso de personas con afectación cognitiva, entre los que se encuentran las personas con síndrome de Down, la intervención logopédica será integral y necesariamente deberá tener en cuenta aspectos que van más allá del propio lenguaje. Habrá de atenderse a problemas de atención, de memoria o de razonamiento, por ejemplo, y trabajar sobre ellos para que la terapia logopédica sea lo más eficaz posible.

Por lo que respecta al lenguaje, también la intervención será integral. Abarcará tanto los aspectos de comprensión como de producción lingüística de todos los niveles del lenguaje, pragmático, semántico, morfosintáctico y fonético-fonológico, además de los aspectos oromotores (implicados en la inteligibilidad del habla).

La intervención logopédica se dilatará en el tiempo, dado que el curso evolutivo de los aprendizajes será, con toda probabilidad, mucho más lento que en la población con desarrollo típico. La obtención de determinados objetivos puede llevar meses en conseguirse –o más–, en función de la especificidad de los mismos. Además, y es muy importante remarcarlo, la intervención es recomendable que se produzca incluso en la edad adulta porque los datos de las investigaciones avalan el hecho de que las personas con síndrome de Down mejoran sus habilidades lingüísticas en estas edades gracias a la intervención logopédica. Aunque en la edad adulta la intervención suele centrarse más en el desarrollo de habilidades sociales, los aspectos lingüísticos puros no solamente son susceptibles de ser trabajados, sino que es recomendable hacerlo.

En general, la intervención logopédica incluirá terapias tanto individuales como grupales, como se verá más adelante. Además, como se ha dicho, es muy importante que la terapia se generalice al ámbito familiar, convirtiéndose los padres/tutores en partícipes directos de la intervención. Para ello es imprescindible que el logopeda informe y proporcione las indicaciones oportunas, así como que lleve a cabo sesiones de consultoría y orientación tanto a padres como educadores respecto a la terapia del lenguaje.

La intervención que se lleve a cabo dependerá de varios factores, aunque uno inicial tiene que ver con la necesidad de implantar o no un sistema alternativo o aumentativo de comunicación (SAAC).

Las personas con síndrome de Down pueden presentar importantes problemas de comunicación derivados, por un lado, de las dificultades oromotoras que provocan una severa ininteligibilidad de su habla o, por otro lado, por otros motivos relacionados con un deterioro cognitivo mayor. En estos casos se hace necesaria una intervención logopédica dirigida a facilitar esa comunicación y lo habitual es utilizar un sistema alternativo o aumentativo de comunicación (SAAC) que permitirá a la persona que los use desarrollar una comunicación funcional, espontánea y generalizable (Tamarit, 1993).

Así pues, la comunicación aumentativa y alternativa complementa la rehabilitación del habla y de la comunicación natural, por lo que no hay que verla como una dificultad añadida al proceso de intervención o una limitación para la persona que lo debe utilizar, sino como un sistema facilitador de la comunicación. Además, cuando una persona tiene dificultades para comunicarse, el profesional está obligado a proporcionarle una herramienta de comunicación que le permita interactuar espontánea y funcionalmente.

Tal y como señala Tamarit (1993), los SAAC requieren de una enseñanza específica, dado que, como cualquier sistema de comunicación, suponen el aprendizaje de un conjunto ordenado de códigos no vocales que permitirán la comunicación de la persona que lo utiliza con su entorno inmediato.

Los casos severos de discapacidad cognitiva de personas con síndrome de Down o con una alteración o malformación del aparato bucofonador que limitan la articulación de los sonidos del habla o que presenten rasgos de comorbilidad (por ejemplo, TEA, sordera, ceguera), en su mayoría obligan a la utilización de un sistema alternativo a la comunicación oral. Lo habitual es que este se implante muy tempranamente cuando hay indicios suficientes de que la adquisición y desarrollo de la comunicación vocal es imposible o que exista escasa comprensión del lenguaje. Además, será un sistema que se utilice de forma permanente o definitiva.

En los casos de personas con síndrome de Down con una menor afectación y razonables posibilidades de desarrollar un habla inteligible, lo habitual es utilizar un sistema aumentativo. Este sistema se utilizará de forma temporal y reforzará por medio de gestos y comunicación oral la articulación de sonidos; conforme vaya mejorando la expresión se irán retirando los gestos hasta que la persona sea completamente autónoma con su comunicación vocal oral. Básicamente se trata de asociar a los estímulos auditivos estímulos visuales (signos, gestos, dibujos, letras...) con el fin de mejorar tanto la percepción como la comprensión y fomentar que la información se almacene mejor en la memoria y se facilite su recuperación (Monfort, 2006).

¿Qué SAAC es más conveniente utilizar con una persona con síndrome Down? No hay un sistema mejor que otro. Lo prioritario es decidir en función de las necesidades comunicativas de la persona, de las habilidades cognitivas (para determinar nivel de abstracción del sistema que se vaya a utilizar), motoras (para decidir si es conveniente un sistema basado en gestos o movimientos muy precisos) y lingüísticas (tipo de complejidad gramatical que se pueda desarrollar) y, finalmente, de las habilidades comunicativas de que dispone (sonidos, gestos).

Existen dos clasificaciones fundamentales dentro de los SAAC, a saber, los SAAC con ayuda y los SAAC sin ayuda. En los primeros se necesita de un soporte físico para comunicar, ya sea electrónico (ordenador, por ejemplo) ya sea un soporte de superficie de material diverso (papel, cartón) donde se representen los símbolos gráficos o los pictogramas (tablero de comunicación, libro de comunicación). En los segundos no se precisa de ningún soporte físico para comunicar.

Por tanto, cuando así sea necesario, por falta de comunicación intencional, por ausencia de lenguaje o dificultades de habla, es preciso contemplar la aplicación de un SAAC en la intervención logopédica que ayude a paliar en la medida de lo posible estas deficiencias o dificultades añadidas sustituyendo y aumentando la funcionalidad comunicativa en todas sus dimensiones.

Cuadro 3.1. *Tipos de SAAC*

	Con ayuda		*Sin ayuda*
Comunicadores con salida de voz	• Ordenadores, portátiles, tabletas con *software* específico		• Mímica o gestos de uso común en la población normotípica
		Gestos de apoyo	• Palabra complementada (*cued speech*) • Comunicación bimodal
Apoyos gráficos	• Símbolos gráficos (dibujos, fotos, escritura) • Sistemas pictográficos (SPC, PECS, Bliss)		

3.3. Estrategias, técnicas y condiciones generales de intervención

Teniendo en cuenta lo anteriormente expuesto, se han de determinar los aspectos que deben prevalecer o recibir mayor atención en la intervención y cuáles menos. Las áreas que se encuentran mejor conservadas también reciben gran atención por su influencia favorable sobre otros ámbitos, es decir, se potencian las fortalezas para mejorar las debilidades. Se trata por tanto de jerarquizar entre todos los objetivos generales y específicos marcados para poder llevar a cabo la intervención ordenada y correctamente. De este modo, conviene tener en cuenta, por ejemplo, que las habilidades comunicativas se encuentran generalmente bastante bien preservadas, así como también la comunicación no verbal y el uso de gestos, por lo que apoyarse en estos pilares "robustos" del síndrome facilitará la intervención es aspectos menos favorecidos. Son muchos terapeutas e investigadores los que han señalado que el uso de sistemas de signos favorece la comprensión y producción del lenguaje.

Pese a las distintas posibilidades que cada caso marca, sí existen algunas características en principio comunes a todas las personas con síndrome de Down que hacen que sea predecible el uso de algunas técnicas o empleo de determinadas tareas. Se pueden resumir estos puntos comunes como sigue:

1. La inteligibilidad del habla se encuentra mermada.
2. Las personas con síndrome de Down se benefician notablemente del uso de apoyos visuales.
3. Los periodos atencionales suelen ser más breves que en la población con desarrollo típico.
4. En relación con el anterior, la intervención en áreas propias de la cognición (memoria de trabajo, atención, etc.) es probablemente necesaria y precisa de la colaboración y trabajo en equipo de distintos profesionales.
5. El lenguaje, en su vertiente expresiva, se ve más alterado que en su vertiente comprensiva.
6. Los aspectos morfosintácticos se ven más afectados que los aspectos léxicos o pragmáticos.
7. No es adecuado el aprendizaje por ensayo-error.
8. No solo es necesario considerar la edad mental y demás habilidades cognitivas, sino también la edad cronológica.
9. La necesidad de una intervención temprana e intensiva es especialmente necesaria en la intervención con síndrome de Down.

En relación con el primer punto, todos los estudios realizados con población con síndrome de Down con diferentes lenguas nativas, muestran que la inteligibilidad del habla es baja en todas las edades. Varios son los elementos que contribuyen a esta ininteligibilidad:

- La apraxia del habla debida a un problema del sistema nervioso que dificulta la planificación motora para articular sonidos del habla.
- La disartria, que conlleva problemas de articulación; la calidad de la voz (ronquera, aspereza, gravedad).
- Problemas fonológicos (básicamente centrados en la omisión de sonidos consonánticos).
- Características anatómicas.
- El bajo tono muscular orofacial (problemas de orden articulatorio o fonético).

Por tanto, habrá de prestarse atención a este aspecto porque, por un lado, contribuye a ser más eficiente en la emisión de los mensajes, es decir, contribuye a ser entendido mejor, y, por otro, en consonancia con lo anterior, supone que otros deseen la interlocución con esta persona. Desde luego no se trata de una relación directa ni obvia ni tampoco necesaria en todos los casos, pero está claro que el hecho de que uno se pueda hacer comprender supone que los demás tengan mayor interés por la comunicación con esta persona. Además, y considerando algunos casos, la falta de eficacia en la comunicación, cuando es notada por las propias personas, puede contribuir a la disminución del deseo de comunicación. La frustración derivada de la dificultad por ser entendido puede acarrear, en algunos casos únicamente, una dificultad añadida para intervenir con éxito sobre esta área.

Respecto al segundo punto, el que se refiere al considerable beneficio que aporta el apoyo visual, son numerosas las investigaciones que han puesto de relieve la capacidad de las personas con síndrome de Down de beneficiarse de los apoyos visuales. Aunque todas las ayudas constituyen un beneficio, incluidas las visuales, lo notable es que estas personas se benefician muy especialmente de ellas. Las investigaciones han dado pie a que multitud de clínicos y educadores estén haciendo uso de apoyos visuales para la realización de tareas lingüísticas. Considérese por ejemplo una tarea en la que un niño con síndrome de Down tenga que relatar a un tercero (por ejemplo, un compañero de clase) un cuento recientemente leído (o escuchado). Esta tarea se puede hacer sin ayudas visuales o con ellas. Lo esperable es que el empleo de las ayudas mejore notablemente el relato del cuento. En cuanto al interés del logopeda, que en este ejemplo podría estar en la organización coherente de una historia o bien en el empleo de oraciones gramaticalmente bien construidas, es claro que las ayudas visuales descargarían la labor de la memoria de trabajo, lo que facilitaría consiguientemente la tarea, pues los recursos cognitivos podrían estar centrados en los objetivos propuestos y no paralelamente en el mantenimiento de la información que debe ser contada. Por tanto, los apoyos visuales son ayudas importantes y necesarias y deben concebirse y utilizarse como tales.

En cuanto a los periodos atencionales, ya se ha resaltado que los niños con síndrome de Down suelen presentar menor capacidad en su atención sostenida, aunque también en la atención compartida se han documentado dificultades en comparación con grupos de personas con desarrollo típico. Esto hace que sea recomendable preparar sesiones en las que las tareas no sean en exceso largas. Un objetivo puede y debe trabajarse con distintas tareas, por ejemplo, para el aprendizaje de vocabulario, el empleo de láminas por campos semánticos es muy pertinente, pero también contar cuentos en los que se introduzcan determinadas palabras diana. Otro aspecto relacionado con esto es el control estimular, es decir, el control sobre los estímulos a la vista u oído del niño en sesión. Este aspecto distractor siempre debe controlarse en la intervención logopédica, pero especialmente en el trabajo con las personas con síndrome de Down. Se trata de un error común realizar la intervención en aulas, salas, despachos o habitaciones en las que los juguetes u otros elementos en general están a la vista, y quizá al alcance del niño. A veces esto deriva de la falta de espacios o de la falta de orden, lo que es comprensible conociendo el día a día de muchos centros específicos. Sin embargo, puede tener consecuencias para nuestras intervenciones, pues se está facilitando que la persona se despiste, pierda la atención e incluso el interés si es que ve otros objetos que le interesan más.

La memoria de trabajo es uno de los aspectos que suele estar alterado en el síndrome de Down. Se trata de una capacidad fundamental para la correcta adquisición del lenguaje. No en vano se ha relacionado directamente el nivel en esta memoria con los trastornos del lenguaje. Diferentes estudios han subrayado que una buena intervención entrenando la memoria de trabajo, tanto en adultos como en niños con síndrome de Down, logra buenos efectos en su lenguaje, especialmente porque permite que el sistema del bucle fonológico se active más eficazmente, lo que resulta importante para el almacenamiento y mantenimiento de la información verbal. La memoria de trabajo tiene implicaciones también en la consecución de habilidades de lectoescritura, de modo que su relevancia es muy notable.

Respecto del hecho constatado de que el lenguaje expresivo esté más alterado que el comprensivo, suele ocurrir que, como consecuencia de esto, se trabaje más sobre la expresión que sobre la comprensión. Sin embargo, trabajar el aspecto comprensivo y de razonamiento lógico debe formar parte igualmente del tratamiento . No se trata de que el trabajo en aspectos comprensivos deba primar sobre el trabajo en los expresivos, sino que los aspectos comprensivos no deben ser obviados en la intervención. Además, existe a veces la falsa creencia de que no hay dificultades comprensivas cuando realmente sí las hay. Sucede que estas son difíciles de objetivar a veces en parte debido a que los materiales disponibles para evaluarlo son pobres. Sin embargo, estas dificultades existen y pueden limitar las habilidades comunicativas de las personas más de lo que inicialmente se podría haber considerado. Por tanto, los aspectos comprensivos deben ser incorporados en nuestra intervención.

Se ha comentado ya que los aspectos morfosintácticos son quizá los más alterados y hasta hay quien apunta que existe un decrecimiento de estas habilidades en la adolescencia tardía y adultez temprana. Muchos estudios enfatizan estas dificultades no solo en lenguas extranjeras, sino también en español. Esta matización es importante porque otras lenguas, como el inglés, en donde existe mayor número de estudios realizados, tienen una morfosintaxis notablemente más elemental que la nuestra. Por ello no es de extrañar que los resultados en otras lenguas no tengan por qué ser una realidad para la nuestra. En el caso del español, lengua con una notable complejidad morfosintáctica, las dificultades son evidentes en este nivel. En todo caso, se trataría de una característica presente en mayor o menor grado (dependiendo de la naturaleza de la propia lengua) en las personas con síndrome de Down. Respecto al léxico comprensivo, los estudios no son concluyentes y hay quienes establecen un nivel similar de competencia compresiva de vocabulario respecto de los niños con desarrollo típico, mientras que otros señalan que las habilidades son inferiores.

En cuanto a la producción léxica, esta es inferior a la de sus iguales, pero se justifica sobre todo por el retraso del lenguaje que les caracteriza. Tiene sentido trabajar el léxico no solo por su importancia directa en el lenguaje, sino porque ayuda al desarrollo de la morfosintaxis. Esta ayuda vendría derivada quizá más por el aumento del léxico comprensivo que del expresivo, si bien este también es fundamental.

Por lo que se refiere a la pragmática, en términos generales habría que decir que su nivel puede ser similar en relación con sus iguales con desarrollo típico y que podrían diferir en la realización de peticiones y en el comienzo y desarrollo de los turnos y temas conversacionales, por ejemplo. No obstante, esto es una cuestión incipiente que, poco a poco, está demostrando que el componente pragmático puede estar más alterado de lo que inicialmente pudiera pensarse. En el apartado de evaluación se mencionó el PREP-R como herramienta adecuada para evaluar esta área.

El siguiente punto resulta de gran importancia práctica; se trata del aprendizaje sin errores. La psicología del aprendizaje se ha ocupado de ello ampliamente a lo largo de su historia. El aprendizaje se produce no solamente cuando uno explícitamente lo desea, sino siempre que se producen, por ejemplo, consecuencias ante acciones; es lo que se denomina aprendizaje por asociación. Por tanto, si alguien realiza una acción a la que sigue una determinada consecuencia, entonces acción y consecuencia se asocian. En el aspecto intelectual, los autores defenderían que una respuesta (correcta o no) supone la activación y refuerzo de engramas de memoria, por lo que si se repiten los errores, lo que sucede es que se activan engramas incorrectos o, dicho de otro modo, se aprende a cometer el error. Cuando se realiza una intervención con personas con discapacidad intelectual, hay que procurar que los niños realicen bien las tareas, limitando las posibilidades de la ocurrencia de un error. El que el aprendiz sea capaz de realizar las tareas y mantener el control sobre ellas de modo que se produzcan muy pocos errores es uno de los aspectos esenciales que caracterizan a un logopeda experto.

El siguiente punto que se resaltó anteriormente hace referencia a una mala praxis profesional, por suerte no generalizada, pero sí relativamente frecuente. En ocasiones los profesionales estudian los casos e intervienen de acuerdo con las habilidades que se han examinado olvidándose de la edad cronológica de las personas con síndrome de Down. Dos personas pueden tener un mismo CI y unas habilidades lingüísticas similares de acuerdo con tal o cual test, pero si tienen distinta edad cronológica hay que adaptarse a ella. Si no se contempla esto, se incurre en el error de tratar a un adolescente como si fuera un niño, cuando no lo es. Las dificultades intelectuales no convierten en niño a quien no lo es. Por tanto, una intervención infantilizada puede generar malos resultados precisamente por no adecuarse a las características del adolescente o adulto; además, puede generar rechazo y este no ser evidente porque las personas pueden no explicitarlo.

Por último, se ha resaltado la importancia del trabajo temprano e intensivo. La importancia de la estimulación precoz para un mejor desarrollo de los niños con síndrome de Down está hoy fuera de toda duda. Al existir en la inmensa mayor parte de los casos un diagnóstico previo al nacimiento, la familia no debe sino prepararse para facilitar una intervención temprana, dado que esta consigue unos mejores resultados que una intervención tardía. La información de las asociaciones, así como de los pediatras y otros profesionales, debe ir en este camino. Respecto de la intensidad de las sesiones, como es normal, la evidencia no puede ser precisa (¿dos horas mejor que tres? ¿Cuatro mejor que cinco?), pero todo indica que una intervención más intensiva (más horas a la semana) tiene un efecto mayor sobre el aprendizaje que una intervención menos intensiva (Yoder, Woynaroski, Fey y Warren, 2014). Tampoco hay que olvidar que todo apoyo añadido que se reciba en el entorno familiar reforzará el proceso de aprendizaje.

Las áreas ahora mencionadas son efectivamente áreas en las que se suele intervenir desde la logopedia, pero en este apartado es conveniente resaltar también algunos aspectos generales de la intervención que son a buen seguro de interés.

La intervención logopédica ha de saber generar situaciones apropiadas de aprendizaje. ¿Qué son situaciones apropiadas o adecuadas? Son aquellas situaciones generadas en determinados contextos en que el aprendizaje es más probable que se produzca en el modo deseable. Existen algunos principios que indican o caracterizan estas situaciones. Uno de ellos se refiere a que las situaciones han de ser cuanto más reales mejor, es decir, han de suceder en situaciones que repliquen el día a día fuera de la clase. En muchas ocasiones, las intervenciones se llevan a cabo con tareas y actividades que no tienen nada que ver con las situaciones en que uno esperaría que esos aprendizajes se pusieran en juego. Por ejemplo, un objetivo podría ser que la persona con síndrome de Down con la que se está trabajando aumente su vocabulario y para ello se le presentan láminas. Sin embargo, cuando esta persona pueda poner en práctica esas nuevas palabras que ha aprendido estará en su casa o con los compañeros en actividades de juego o del día a día que en nada se parecen a las sesiones tipo desarrolladas. Es imposible, desde luego, replicar las situaciones naturales, pero sabemos que la generalización del aprendizaje es compleja en las personas con síndrome de Down –también en otras poblaciones–, por lo que es importante tener muy claro que, en la medida de lo posible, se realizarán las tareas en contextos lo más naturales posibles.

Las investigaciones científicas han demostrado que ciertas tareas son eficaces para la consecución de objetivos específicos dentro de las aulas, sin embargo, esas mismas investigaciones no han mostrado en las evaluaciones posteriores a la intervención que esos aprendizajes se hayan manifestado en el día a día de las personas, esto es, aunque se producen aprendizajes, existen muy pocos estudios longitudinales en este colectivo que demuestren que con el paso del tiempo se consolidan esos aprendizajes en el ámbito de esa persona. La generalización de los aprendizajes a nuevos contextos, situaciones, personas e incluso ítems no es automática ni mucho menos y debe ser integrada como objetivo. El mejor modo de hacerlo es mediante el trabajo logopédico en situaciones naturales.

Esta concepción del aprovechamiento de las situaciones naturales para el aprendizaje deberá ser aplicada también por otros profesionales, aunque el mayor protagonismo lo tendrá la propia familia. La intervención en contextos naturales restringido al ámbito logopédico tendrá unas posibilidades infinitamente menores que si esa línea se sigue en las casas. Por tanto, las sesiones de logopedia no se restringirán a las personas con síndrome de Down, sino que incorporan a sus familias, a quienes se les proporcionarán una serie de pautas bajo supervisión de los profesionales de modo que puedan llegar a realizar actividades de cierta complejidad con sus hijos en casa con el fin de mejorar sus competencias comunicativas y lingüísticas. Aunque los padres no son los terapeutas y no deben ejercer como tales, es, sin embargo, necesario que incorporen esta concepción en su día a día. Si no, la generalización de los aprendizajes será pequeña y las posibilidades de alcanzar objetivos a un corto o medio plazo se minimizarán.

En este punto de la intervención en contextos naturales es preciso también hacer alguna matización de carácter práctico. Como es sabido, las diferencias interindividuales en la población con síndrome de Down son grandes en todos los sentidos y el aspecto intelectual no es ninguna excepción. La intervención en los contextos naturales supone, por su propia esencia, la pérdida del control del logopeda sobre los hechos y circunstancias que puedan ocurrir en el devenir de los acontecimientos. En principio, en las personas con severas o grandes dificultades, es necesario mantener el control estimular y sobre el contexto, de modo que las intervenciones más controladas en ambientes propios del despacho serían más adecuadas que estrictamente en ambientes naturales.

En relación con el punto anterior, debe destacarse el papel de la motivación en el aprendizaje. Es evidente que lo que no se desea aprender o no supone una ventaja bajo la perspectiva de la propia persona no se aprende o cuesta un gran esfuerzo que se aprenda. Sin embargo, cuando existe interés, ya sea por lo práctico o por lo divertido, por ejemplo, entonces el aprendizaje se produce mucho más rápida y eficazmente; es lo que se conoce como aprendizaje funcional. Bajo este prisma, lo que se hace es realizar tareas encaminadas a lograr objetivos funcionales en donde la motivación por la tarea sea grande, por lo que el aprendizaje resultará más satisfactorio y se consolidará antes. Sencillamente aprenderá porque ve la utilidad de su aprendizaje y lo pondrá en práctica.

La intervención en contextos naturales y la funcionalidad del aprendizaje van de la mano. Se hace patente el contraste de su concepción con el de una opción logopédica más "tradicional" como, por ejemplo, una tarea de denominación de una lámina en la cual el logopeda va preguntando "¿Qué es esto?, ¿y esto?", mientras señala con el dedo. Se trata de una tarea cómoda para el profesional, pero poco funcional. ¿Cuál es la finalidad de la pregunta? Si responde es meramente porque entiende que su obligación es responder, pero la tarea no resulta interesante, por tanto, no es motivadora y la funcionalidad de la misma es limitada. Desde luego no es evidente que esta tarea vaya a suponer aprendizajes que sean generalizables y mucho menos que sea entretenida, divertida, interesante e incentive el aprendizaje. Simplemente, si en una conversación afloran estas palabras, se produce una situación mucho más apropiada para el aprendizaje y posterior generalización de esas mismas palabras, la palabra en contexto es significativa, mientras que de forma aislada es restrictiva. La persona con síndrome de Down, en este caso, habrá experimentado una conversación cotidiana en la que verdaderamente se hizo necesario el conocimiento de unas determinadas palabras y su conocimiento ha permitido la comprensión de un mensaje; por tanto, la funcionalidad de esta tarea de denominación será mayor y permitirá una generalización del concepto cuando el aprendizaje tenga sentido.

Es importante, no obstante, no olvidar una de las limitaciones propias de este enfoque en el aprendizaje. Si antes se dijo que en las personas con déficits severos o graves una intervención más estructurada era más apropiada que una natural, ahora conviene reafirmar esta afirmación y destacar el papel que desempeña la repetición en el aprendizaje. En efecto, si no existe repetición no existe aprendizaje o, mejor dicho, sí existe, pero se extingue. Esto es más evidente aún en personas con discapacidad intelectual. En este sentido son interesantes las investigaciones acerca de la adquisición de vocabulario realizada con *Fast mapping* en niños con síndrome de Down y controles habitualmente igualados por edad mental. Estas investigaciones no han mostrado, contrariamente quizá a lo esperado, que los niños con desarrollo típico aprendan mejor las nuevas palabras en este tipo de tareas. Lo que sí ha mostrado es que la repetición posterior por parte del terapeuta de esos nuevos estímulos ayuda más al aprendizaje de los niños con síndrome de Down que al de los niños con desarrollo típico; es decir, los primeros se benefician más de la repetición estimular (Chapman, Sindberg, Bridge, Gigstead y Hesketh, 2006).

El problema del aprendizaje en situaciones reales o generadas *ad hoc* es que siempre es difícil la reiteración de los estímulos objeto de aprendizaje. Si se pretende que un referente sea asociado a un significado, entonces la repetición de esta asociación facilitará el aprendizaje en la memoria a largo plazo. Si esta asociación solo ocurre una vez, entonces, aunque sea significativa y funcional, el aprendizaje podría ser insatisfactorio. El control sobre los hechos en un aula o despacho logopédico permite insistir fácilmente en los ítems que nos interesan, mientras que las situaciones naturales resultan más limitantes a la hora de poder proporcionar reiteraciones.

Resumen

La intervención logopédica en el síndrome de Down no se limita a la edad infantil, sino que debe desarrollarse a lo largo de todo el periodo vital de la persona. En este sentido son relevantes las investigaciones que han demostrado que los beneficios de la intervención no se dejan de producir en la edad adulta. Además, la intervención no se centra necesariamente en las áreas más afectadas según la evaluación realizada, sino que puede también hacerse hincapié en los aspectos más preservados. Serán los objetivos de la intervención los que establezcan las tareas y enfoques más apropiados. Igualmente, los objetivos son los que determinan si las actividades deben realizarse individualmente o en grupo, ya que ninguna opción es en sí misma mejor si no se considera en relación con el objetivo que se desea alcanzar. En la medida de lo posible realizaremos tareas y actividades significativas para las personas, lo que implica preguntar a las familias y a las propias personas. Hoy día tenemos ya evidencia suficiente como para defender que este enfoque de intervención es más fácilmente generalizable y de mayor funcionalidad para las personas que otro en el que los objetivos son impuestos sin consideración de las necesidades particulares de cada persona. En este mismo sentido, es importante tratar de aprovechar las situaciones de la vida diaria que se produzcan para introducir aspectos relacionados con nuestros objetivos de intervención, aunque la falta de control que caracteriza este tipo de intervención implica que sea más beneficiosa para las personas con más capacidad intelectual. Por último, conviene destacar que existen ciertas máximas que son de gran relevancia para la intervención, como el aprendizaje sin errores y la adecuación a los periodos atencionales más breves que suelen presentarse.

Caso clínico

Felipe es un niño de 9 años de edad con diagnóstico perinatal de síndrome de Down. Cursa segundo de Educación Primaria en un Centro de Educación Especial.

Felipe ha mostrado todos los hitos del desarrollo tardío típicos del síndrome, pero lo que más preocupa es que no ha desarrollado habla y su comunicación es poco funcional.

Actualmente, su lenguaje comprensivo es mucho mayor que el expresivo; este último está limitado a ciertos sonidos vocálicos y algunos consonánticos, pero no es capaz de decir palabras completas y, mucho menos, frases. Su forma de comunicación por medio de signos manuales, aunque limitada y poco funcional, le permite comunicar necesidades básicas, pero no es suficiente para comunicar todo lo que desearía.

El cambio continuo de logopedas durante las etapas de intervención temprana y en los primeros años de educación primaria ha impedido que pueda desarrollar una serie de signos manuales consistentes que básicamente han sido enseñados en el ámbito familiar. Su repertorio de signos se limita a sus necesidades básicas, a los insultos y a los objetos de su interés.

Se decide por el equipo que atiende a Felipe en la escuela (logopeda, PT y profesor) que se va a intervenir de forma consistente con un SAAC tanto en el ámbito escolar como familiar.

Se procede a evaluar las habilidades de Felipe para ver el sistema más adecuado que se implantará para trabajar la comunicación e incrementar sus posibilidades comunicativas. Para ello no se aplican pruebas de evaluación estandarizada ni normativa, sino que se tienen en cuenta básicamente los resultados obtenidos por la observación de sus conductas comunicativas e interactivas con los iguales y los adultos, si inicia o no intercambios, si su comunicación no verbal es eficaz o es errónea.

La exploración de la movilidad y funcionalidad del aparato bucofonador muestra importantes limitaciones orofaciales y miofuncionales que limitan de forma importante la producción de sonidos para el habla. La falta de tonicidad muscular produce un salivado frecuente y son notables los problemas de deglución y a nivel respiratorio.

Aunque Felipe tiene buena intención comunicativa, en pocas ocasiones inicia las interacciones y estas son más frecuentes con el adulto que con los iguales. Se comunica mediante gestos naturales, contacto ocular y atención conjunta.

Dado que su lenguaje oral es inexistente, la comunicación con los demás es muy limitada y cuando no le entienden o no consigue lo que quiere, presenta conductas disruptivas y poco adaptativas.

A partir de los datos obtenidos de la evaluación, el equipo profesional que trabaja con Felipe decide que la implantación de un sistema alternativo de comunicación (SAC) mejoraría la calidad funcional, comunicativa e interaccional de Felipe. La familia está de acuerdo en seguir las pautas necesarias para que el sistema se aplique en el ámbito familiar.

Para la implantación de un SAC se han tenido en cuenta las habilidades motoras de Felipe, así como aspectos cognitivos más específicos como la atención, discriminación visual y auditiva y la modalidad de aprendizaje dominante, en este caso la modalidad sensorial visual.

Teniendo en cuenta todos estos aspectos, la primera toma de decisiones fue la de qué SAC implantar; se decide implantar un sistema bimodal, dado que las habilidades gestuales de Felipe son buenas. El sistema bimodal permite trabajar el gesto y la emisión oral, para ir perfeccionando esta última y poco a poco ir retirando la ayuda gestual.

La segunda toma de decisiones tiene que ver con las palabras y los significados que se van a trabajar en un inicio. Queda fuera de duda que es preciso trabajar vocabulario básico y ajustado a sus necesidades básicas (entorno familiar, escuela, comida, aseo). Se solicita a los padres que aporten información sobre palabras que consideran que su hijo utilizaría o necesitaría más frecuentemente para incorporarlas igualmente.

Trabajar con la emisión oral supone que con Felipe han de trabajarse aspectos más tradicionales de la intervención logopédica, como fortalecimiento de la musculatura del aparato bucofonador, los problemas de deglución y la articulación.

Así pues, la intervención con Felipe se centra en la estimulación del desarrollo del lenguaje oral, con el apoyo de la palabra verbalizada (modalidad sensorial auditiva) y signada (modalidad sensorial visual), esta modalidad requiere lograr una atención sostenida mínima y también buenas habilidades de imitación.

Conforme Felipe vaya desarrollando emisiones verbales orales se irán retirando los apoyos. En estos momentos ha incrementado las vocalizaciones y va haciéndolas más precisas. Algunas palabras orales comienzan a emerger, aunque la inteligibilidad es aún difícil de lograr.

Felipe está muy motivado y sus propios compañeros y profesores le refuerzan cuando intenta decir algo oralmente, lo que hace que Felipe lo repita varias veces y en esas repeticiones se van reforzando sus emisiones orales.

En casa los padres están muy contentos con los avances, lentos, que están apreciando. Ya es capaz de llamar a sus abuelos [éla] y [élo] y a su hermano Juanjo [xánxo]. Así que parece que la implantación del SAC está dando los resultados que se esperaban desde el momento en que se decidió esta línea de intervención en la comunicación.

Preguntas de autoevaluación

1. El aprendizaje sin errores en el síndrome de Down es:
   - *a)* Una idea sin evidencia científica que puede tener que seguirse o no. ☐
   - *b)* Fundamental, y por tanto debemos seguirlo en la intervención. ☐
   - *c)* Propio de la intervención en niños con desarrollo típico, no en la intervención con personas con síndrome de Down. ☐
   - *d)* Importante tan solo en algunas áreas como la fonológica, pero no en otras como la morfosintáctica. ☐

2. Los contextos naturales:

   a) Ofrecen contextos muy controlables para la intervención. ☐
   b) Permiten anticipar las conductas y las respuestas. ☐
   c) Son propias de las intervenciones más tradicionales. ☐
   d) Permiten una mayor generalización y funcionalidad de los aprendizajes. ☐

3. La escasa inteligibilidad de algunas personas con síndrome de Down:

   a) Puede afectar negativamente a sus relaciones sociales. ☐
   b) No es tal, pues la inteligibilidad es prototípicamente alta. ☐
   c) No se trabaja a nivel logopédico porque no es una demanda relevante. ☐
   d) Se debe a su escaso interés e intención comunicativa. ☐

4. La memoria de trabajo:

   a) Se ha visto que no está afectada en el síndrome de Down. ☐
   b) Tiene gran relación con el desarrollo del lenguaje y, de hecho, puede ser objeto de intervención. ☐
   c) Tiene gran relación con el desarrollo del lenguaje, pero no existe evidencia científica que avale el trabajo sobre ella. ☐
   d) No está demostrada su relación con el desarrollo del lenguaje, aunque está afectada en el síndrome de Down. ☐

5. La intervención temprana o precoz:

   a) Es indicada en la intervención logopédica en el síndrome de Down. ☐
   b) No es indicada hasta que el niño tenga al menos 2 años. ☐
   c) Es indicada aunque no es fundamental ni mucho menos. ☐
   d) Es indicada para los aspectos orofaciales y fonéticos únicamente. ☐

Propuesta de intervención logopédica 4

Para seguir un orden que pueda facilitar la presentación de los contenidos que a continuación se desarrollarán, se presenta la intervención organizada por áreas lingüísticas, lo cual no significa que la intervención sea estanca o compartimentada. Somos conscientes de que el trabajo en aspectos semánticos, por ejemplo, no puede eludir la implicación del sistema léxico o fonológico y que, por tanto, en sentido estricto, una tarea no puede involucrar única y exclusivamente al sistema semántico. No obstante, es cierto que unas tareas u otras están destinadas primordialmente a unos u otros objetivos y que, por tanto, pueden agruparse de un modo razonable. Además, por claridad en la exposición de los contenidos de este apartado, es necesario hacer la mencionada compartimentación de las propuestas en áreas del lenguaje.

4.1. Intervención del nivel orofacial

Se han comentado anteriormente los problemas que las personas con síndrome de Down tienen con la inteligibilidad de su habla, lo que supone que sus esfuerzos por comunicar se puedan ver frustrados al no poder comprender el interlocutor lo que quieren decir.

La fisiología del habla es compleja, pues entran a formar parte de ella diferentes mecanismos que deben coordinarse para que el habla sea inteligible. Al hablar deben coordinarse la respiración con la fonación, pero, a su vez, la fonación será producida con la tonicidad correcta de los múltiples músculos implicados en ella. Del mismo modo, estructuralmente ha de existir una preservación suficiente de las estructuras anatómicas, lo que no siempre ocurre.

Por otro lado, se han resaltado los problemas de procesamiento sensorial en esta población. Las dificultades de procesamiento sensorial suponen que el cerebro tenga dificultades para organizar la información y responder de manera adecuada al contexto. El procesamiento sensorial se relaciona estrechamente con el sentido de la propiocepción en relación con la articulación de los sonidos del habla y a la adecuada planificación motora para el habla, también usualmente deteriorado en las personas con síndrome de Down. Por ejemplo, si hay que pronunciar una /f/, hay que ser consciente de que deben apoyarse los incisivos superiores sobre el labio inferior sin realizar presión alguna y soltar el aire de forma suave y continua. Sin embargo, un nivel propioceptivo insuficiente impediría llevar a cabo este ejercicio. Por tanto, es preciso trabajar este nivel propioceptivo de modo regular.

4.1.1. Algunos ejercicios

A continuación se presentan algunos ejercicios para trabajar los aspectos oromotores que permitirán mejorar la inteligibilidad del habla. El habla es una habilidad sumamente compleja, por lo que es necesario que la persona practique habitualmente estos ejercicios que, por otro lado, se integran muy fácilmente en actividades cotidianas, sirven para todas las edades y, además, pueden también hacerse en casa integrados en ciertas rutinas como el baño, el cepillado de dientes, la hora de la comida, etc. Hay que tener en cuenta que la intervención no se produce solo en la consulta del logopeda con él, sino que los padres también deben implicarse activamente en la práctica de estos ejercicios en casa. Como ya se ha indicado, la colaboración de los padres es muy importante para generalizar los aprendizajes en otros contextos.

A) Ejercicios de coordinación fonorrespiratoria

Existen muchísimos ejercicios en esta línea. Algunos ejemplos serían los siguientes:

- *Ejercicios de soplo*. Una posibilidad sería realizar juegos inflando globos. En este caso, además, se trabaja el tono a nivel labial (orbicular de los labios). Se podrían hacer pelotas de papel –o de papel de aluminio, para que fueran más pesadas– y soplarlas haciendo carreras o siguiendo caminos. Se pueden emplear pajitas de distintos grosores para que disminuya o aumente la intensidad necesaria del soplo. Esto además ayudaría a conocer mejor o tener una noción más clara del aire que es expulsado. Igualmente es posible soplar velas haciéndolas bailar de modo que se mueva la llama, pero no se apague –o bien que se apaguen si están lejos–. Otras posibilidades como, hacer pompas de jabón, son igualmente apropiadas.

  Para estos ejercicios, en todo caso, han de vigilarse distintos aspectos. Uno de ellos es que la inspiración ha de realizarse siempre por la nariz. Las personas con síndrome de Down suelen tener una respiración oral, por la hipotonía muscular que les caracteriza, lo que tiene efectos colaterales, como un riesgo mayor de contraer resfriados, otitis y posibles consecuencias a nivel estructural, como malformaciones a nivel dental, palatal y labial, y dermatitis provocadas por un babeo más o menos constante. Por todos estos efectos derivados de la hipotonicidad, no resulta útil prestar únicamente atención al soplo en sí, sino también a que se inspire nasalmente, lo que obliga a cerrar la boca y ejercer cierta presión labial.

  En muchos casos, por tanto, el primer paso para trabajar el soplo consiste en practicar la inspiración nasal. El paso de una respiración oral a una nasal en las personas con síndrome de Down es dificultoso, pero puede tratarse como objetivo el incrementar la respiración nasal, aunque no sea totalmente. Para ayudarles a tomar conciencia de ella se pueden usar, por ejemplo, papelitos que colocarán en las narinas; al inspirar por la nariz, el papel quedará sujeto tan solo por la presión del aire. Para la espiración nasal se podrá utilizar un espejo, que se empañará cuando el aire sea expulsado por la nariz.
- *Respiración diafragmática*. También es preciso que, en la medida de lo posible, se movilice el diafragma. No será un objetivo principal, pero la coordinación fonorrespiratoria requiere de un movimiento diafragmático y, como tal, ha de

ser trabajado. Tareas con pesos en el diafragma en decúbito supino, tal y como se suelen emplear en la rehabilitación de las disfonías, son adecuadas porque favorecen la propiocepción del movimiento y además ofrecen información visual inmediata de lo que está ocurriendo.

- *Algunos ejercicios de coordinación fonorrespiratoria que implican una emisión oral serían:*

  - Toma de aire y expulsión articulando un sonido vocal o fricativo. El más sencillo es la vocal [a]. Se emplearán vocales y, después, los fonemas fricativos /f/, /s/, porque permiten la salida ininterrumpida del sonido.
  - Producción del fonema oclusivo /m/ manteniendo la emisión. Una buena idea es poner una de sus manos en su nariz y frente para ayudarle a ser consciente de dicha emisión y hacerle más sensible propioceptivamente. El sonido deberá mantenerse durante un solo tiempo de espiración.

La inteligibilidad disminuye cuanto mayor es la complejidad articulatoria, por lo que trabajar con estructuras sencillas, simplificadas, es recomendable en un primer momento, para trabajar posteriormente estructuras más complejas que impliquen la estructura silábica o palabras de complejidad baja o frases sencillas. La dinámica es la misma que el trabajo con fonemas aislados, aunque el control del aire debe ser superior para poder producir las oraciones correctamente desde el punto de vista articulatorio.

B) *Ejercicios específicos oromotores*

En este nivel se llevarán a cabo ejercicios activos o pasivos, entendiendo por esto actividades en las que el paciente ejecuta una acción o bien la acción la ejecuta el terapeuta. Un ejemplo serían los masajes. En este caso, el terapeuta aplicaría el tratamiento sin acción adicional por parte de la persona con síndrome de Down. Para estos masajes se dispondrá de un cepillo de dientes vibratorio de cerdas suaves. Se controlará la presión con la que se aplique el cepillo a la zona de estimulación. Con este dispositivo se podrá estimular la zona labial, lingual y las mejillas. Es importante seguir el sentido de las fibras musculares, si no está claro en el momento de la intervención, es conveniente consultar un atlas anatómico donde se exponga la información necesaria.

Existen movimientos que, realizados con la suficiente frecuencia, pueden ayudar a conseguir tono muscular. Un aspecto importante que ha de remarcarse es que el tono, una vez sea suficiente, no debe tratar de incrementarse porque es sencillamente innecesario. Por tanto, no se trata de tener unos orbiculares de los labios muy potentes, sino tan solo de tener un tono suficiente en esos músculos para evitar o contribuir a evitar la sialorrea, si existiera, o para articular más nítidamente fonemas bilabiales. Por tanto, el tono debe ser óptimo para lo que se pretende, que es mejorar la inteligibilidad.

Algunos de los ejercicios que se pueden hacer vienen derivados de la terapia miofuncional y van dirigidos en muchos casos al fortalecimiento de la musculatura orofacial con el objetivo principal de mejorar el sellado labial y disminuir la protusión lingual (véase Bartuilli, Cabrera, y Periñán, 2008). Un ejemplo sería colocar la punta de la lengua en el paladar y hacer fuerza contra él o sujetar con la lengua (ápice o fragmento lingual medio) una gominola contra el paladar y presionar contra él. Con esta presión se trabajan los músculos extrínsecos de la lengua. La presión puede realizarse contra la fuerza de un depresor que el logopeda sostenga. Se puede realizar frontal o lateralmente empujando hacia afuera o hacia los lados contrarios al movimiento de presión. Como orientación inicial se recomienda hacerlo en series de cinco segundos. Para el sellado labial, se puede usar el clásico botón con un hilo o cordel atado al mismo que se introduce entre los labios y los dientes del paciente. El logopeda tirará del botón hacia afuera y el niño tratará de evitar la salida del botón apretando los labios. Juegos como ver quién permanece más tiempo con los labios cerrados y apretados, sostener una cuchara por el mango con los labios o sorber un líquido con una pajita, también ayudan a trabajar el cierre labial.

Los ejercicios activos en los que se producen emisiones orales resultan también adecuados. Es divertido y se presta bien al juego el realizar pedorretas u onomatopeyas, como el ruido de las abejas o el ruido producido por los caballos al trotar. Se puede también chasquear la lengua, dar besos muy sonoros, etc. En definitiva, la emisión de ruidos que, para producirse, requieren de una coordinación importante y tono adecuado de los órganos fonoarticuladores.

En cualquier caso, cuando se trabaje con los objetivos puestos en el nivel articulatorio, se intentará ir más allá del nivel no oral y proponer y trabajar tareas que supongan la emisión de sonidos no lingüísticos.

El trabajo orofacial se destina a la mejora de la inteligibilidad, por lo que el incremento en el tono labial o la disminución de la protusión lingual no constituyen un objetivo general, sino específico considerando que de este incremento del tono se derivará una mayor inteligibilidad.

Dado que los objetivos globales están centrados en la inteligibilidad y ya que la intervención es más eficaz en este nivel cuando incluye la emisión de sonidos del lenguaje, será conveniente realizar tareas que supongan emisión de sonidos de la lengua que habla la persona con que intervenimos. En este sentido se pueden realizar diadococinesias. Se trataría de escoger fonemas y producirlos de manera rápida. Es importante que en esta producción, la articulación sea correcta, de lo contrario la realización del ejercicio carecerá de sentido. Una manera de controlar la velocidad de emisión es mediante el uso de metrónomos. Se empezará siempre a una velocidad que sea cómoda para la persona, para incrementar la velocidad hasta el momento en que esta condicione la adecuada articulación del sonido. Los fonemas elegidos para comenzar serán aquellos que la persona produzca correctamente, es decir, evitaremos la /r/ si tiene rotacismo, la /s/ si tiene sigmatismo, etc. El ejercicio se hará más complejo en etapas sucesivas, pasando de sílabas a palabras y de palabras a frases, todo ello en diferentes estados de complejidad. Las sílabas serán inicialmente directas, pasarán a ser inversas o trabadas y luego contendrán grupos fonológicos (CV /ca/, VC /es/, CVC /ban/, CCV /gra/, CCVC /trac/…); las palabras serán primero bisílabas y luego trisílabas (la complejidad también radicará en el tipo de sílaba que se utilice, /cama/, /catre/, /bronca/…). Las frases serán sencillas, a ser posible con palabras bisílabas (Lola come bien).

Otros ejercicios y técnicas que se emplean en la intervención con niños con retraso o trastorno del lenguaje son adecuados también con personas con síndrome de Down. Desde luego, el depresor es una herramienta muy útil a la hora de hacerles sentir dónde ha de colocarse la punta de la lengua en determinados fonemas.

Para mejorar la articulación, tradicionalmente se ha recurrido a la realización de praxias bucolinguofaciales. Aunque estos movimientos puedan tener cierta utilidad y respaldo en patologías como la apraxia, aquí, sin embargo, no se va a hacer hincapié en el trabajo con estas. El motivo es que no existe evidencia científica alguna que demuestre su utilidad clínica, ni para la población con síndrome de Down, ni tampoco para la mayor parte de otras poblaciones (Ygual y Cervera, 2016).

Contemplar los aspectos oromotores obliga necesariamente a fijarse en la deglución, porque se ponen en marcha las mismas estructuras y requiere, también, de una coordinación fina y precisa. La parte automática de la deglución, la que queda fuera del control consciente de las personas, estaría fuera de los propósitos de este libro, al ser propio del tratamiento específico de la disfagia. Sin embargo, con respecto a las fases iniciales del tratamiento, las que quedan bajo el control de las personas, resulta conveniente proporcionar algunas pautas importantes. Algunas personas con síndrome de Down, especialmente en edades tempranas, pero también en otras edades, incluida la senectud, presentan deglución atípica, fundamentalmente por interposición lingual. Esta interposición trata de compensar la protusión lingual apoyando la lengua en los incisivos durante la masticación y presionando justo en el momento de la deglución, lo que limita en muchas ocasiones el tipo de alimento que se puede ingerir. Ruiz (2009) sugiere que la gradación de alimentos y consistencias en el síndrome de Down debería ser la siguiente:

1. Antes del primer año de vida introducir papillas y purés, de una consistencia algo mayor que la mera ingesta de leche o de leche con cereales a través del biberón. Una ventaja directa de ello es que al ser necesario el uso de cuchara, se estimulará y reforzará el tono del labio superior al cerrar y limpiar la cuchara.

2. Después del primer año se recomienda la incorporación de alimentos que se reblandezcan al contacto con la saliva, como el pan y las galletas. La ventaja adicional es que se producirá un mayor movimiento lingual en el interior de la boca para poder procesar el alimento y se tonificarán lengua y labios.
3. Entre el año y los dos años también se recomienda introducir en la alimentación sólidos no degradables con la saliva, pero de fácil deglución, como, por ejemplo, trocitos de tortilla francesa, para ir facilitando la masticación.
4. Entre los dos y los cuatro años se recomienda que se introduzcan gradualmente el resto de los alimentos sólidos, para tonificar y facilitar el proceso de masticación y sellado labial.

Northstone, Emmett y Nethersole (2001), por su parte, sugieren que habría un periodo crítico en la introducción de ciertos alimentos. Así, inciden en la idea de que los alimentos espesos, pastosos o grumosos han de introducirse antes de los 10 meses de edad, de lo contrario, en edades posteriores, advierten, costará introducirlos, limitando así la alimentación.

Por tanto, a las personas con síndrome de Down, debido a los problemas de deglución atípica, hay que introducirles alimentos de diferentes consistencias, aunque sea costoso al comienzo, pero ello redundará sin lugar a dudas en el desarrollo de las estructuras interesadas y, en consecuencia, en el desarrollo articulatorio. Para la deglución será relevante haber avanzado antes en la respiración nasal. Sin ella puede hacerse más complejo el avance en esta área. Las gomas ortodóncicas, grandes o pequeñas, pueden usarse para la deglución, dado que se ha visto su utilidad a la hora de colocar correctamente la lengua en el paladar y emplear la parte posterior lingual, lo que facilita el movimiento natural de la deglución. En todo caso, los aspectos de la deglución en las personas con síndrome de Down no ofrecen diferencias específicas muy importantes con respecto a los niños con desarrollo típico que presentan dificultades en la deglución –más allá de las derivadas del déficit intelectual–.

Aunque este apartado se ha centrado en una intervención orofacial para mejorar la inteligibilidad del habla, no hay que olvidar que esta puede verse afectada también por otros aspectos como, por ejemplo, un volumen de habla demasiado alto o bajo. Cuando esto sucede, hay que hacer tomar conciencia a la persona de que está hablando con un volumen inadecuado. Para hacer consciente a la persona de este hecho, una estrategia bastante adecuada es el uso de la biorretroalimentación, que consiste sencillamente en aportar información adicional a las personas acerca del estado de una función determinada para proporcionar conscientemente un mayor autocontrol. Por ejemplo, soplar con una pajita en un vaso de agua es una tarea de biorretroalimentación, porque además de la información propioceptiva, la persona ve las burbujas y obtiene consiguientemente información adicional visual del hecho de soplar en la pajita. En concreto, para trabajar el volumen inadecuado de la voz, la biorretroalimentación precisa de cierta tecnología, como el Speech Viewer. Este *software* presenta distintas posibilidades, entre las cuales está la que se presenta a continuación. Con un micrófono, la persona puede hablar y ver en la pantalla cómo se mueven distintos objetos en función del volumen al que emite su voz y que, a la vez, sirven de refuerzo. Si el volumen es muy bajo, no existirá movimiento o este será muy pobre. Si el volumen es muy alto, se moverá de un modo acorde a ello. Por tanto, la persona verá reflejado en la pantalla del ordenador cómo de alto o bajo está hablando, lo que le ayudará a tomar conciencia sobre la adecuación del volumen que está empleando. Exactamente la misma idea se puede llevar a cabo con el tono, grave o agudo, que es otro de los parámetros que contempla la herramienta.

Es indudable que estas tareas exigen un cierto nivel cognitivo, dado que requieren de una metarreflexión por parte de la persona. La mera realización de los ejercicios no ayudará a la consecución del objetivo de no ser porque previamente se haya tomado conciencia de la situación. En este sentido, el nivel cognitivo del niño determinará el uso o no de esta herramienta y el trabajo más o menos específico de estos parámetros.

4.2. Intervención fonológica

Como ya se ha indicado, los aspectos fonológicos suelen verse alterados en la población con síndrome de Down. Es importante no confundir los aspectos fonéticos, que se refieren propiamente a la articulación de los sonidos del habla y que se han descrito ampliamente en el apartado anterior, con los fonológicos. Los aspectos fonológicos van más allá de la propia articulación de sonidos, implica su percepción y discriminación, su uso adecuado para diferenciar palabras, cambios prosódicos y acentuales de las palabras y procesos fonológicos pertinentes que facilitan la inteligibilidad del habla.

Antes de comenzar una intervención de naturaleza fonológica tendremos que asegurarnos de que los errores advertidos son de naturaleza fonológica y no de naturaleza fonética o debidos a una mala audición. Por ello, al comenzar la intervención fonológica se examinará cuidadosamente desde el punto de vista de la producción qué procesos fonológicos (omisión, sustitución, reducción...) se están produciendo, para determinar si hay un patrón de normalidad, un retraso o un desvío de estos. Desde la óptica de la comprensión se determinará si hay una adecuada discriminación perceptiva o no de los sonidos (si la discriminación es adecuada, si hay dificultades en su reconocimiento o en su discriminación).

Habitualmente encontramos diversos tipos de recomendaciones para comenzar la intervención fonológica. Entre estas recomendaciones se menciona el entrenamiento auditivo y, dentro de este, su realización con los sonidos del entorno (sonidos no orales). Sin embargo, psicolingüísticamente, está demostrado que los sistemas auditivo y cognitivo se han especializado en el procesamiento de los sonidos producidos por la voz humana. De hecho, los logopedas saben perfectamente que las frecuencias propias del habla (frecuencias conversacionales) son precisamente las frecuencias para las que mayor sensibilidad muestra el oído humano, por ello es mejor invertir el tiempo centrándose en el habla y trabajar con sonidos verbales.

Una vez adquiridas las habilidades fonéticas suficientes será cuando comencemos a trabajar fonológicamente, al menos en la vertiente expresiva, dado que sin la suficiente capacidad articulatoria no es posible esperar una correcta expresión de los fonemas. Dicho de otro modo, si no existe una coordinación suficiente, por ejemplo, para producir el fonema /r/, entonces la producción no va a ser correcta, independientemente de si fonológicamente está bien representado este fonema o no. En el aspecto comprensivo, sin embargo, sí podemos trabajar fonológicamente con relativa independencia de sus habilidades articulatorias, es decir, los aspectos comprensivos y expresivos a nivel fonológico deben considerarse de modo relacionado, pero también independiente. Como orientación, siempre trabajaremos primero a nivel comprensivo y luego expresivo en este nivel.

4.2.1. Algunos ejercicios

El trabajo con pares mínimos es muy habitual en logopedia y puede muy bien llevarse a cabo en la intervención con personas con síndrome de Down. Se trata de establecer contrastes fonológicos a partir de los rasgos distintivos de los sonidos (modo y punto de articulación y sonoridad). Es posible trabajar con palabras, pero también con pseudopalabras. Si, por ejemplo, se pretende oponer el fonema /f/ al /s/ mediante pares mínimos y no se cuenta con los suficientes, o de los que se dispone no resultan satisfactorios ("gafas" vs. "gasas"), entonces sencillamente se podrá oponer "farol" a "sarol" y se contrastaría palabra con pseudopalabra.

En la intervención con pares mínimos se podrá pedir al niño que repita el par (se trabaja el plano expresivo por repetición) o bien que señale en pares de dibujos aquel que se ha mencionado (se trabaja de este modo el plano comprensivo).

Si las respuestas no fueran correctas podría exagerarse la pronunciación de los fonemas clave para hacer más fácil su identificación. Si así lo hiciera bien, entonces se trataría de ir normalizando poco a poco la pronunciación de esos fonemas. De no taparse la boca el terapeuta, se estaría ofreciendo una información visual que puede ser importante. Por ello, en función del nivel, se le permitirá fijarse en cómo se articula o bien nos taparemos la boca. Siempre que sea posible por el nivel de capacidad de la persona con síndrome de Down, estará bien cambiar los roles para que sean ellos los que hagan de logopedas. De este modo, ellos dirán bien o mal "farol" y el terapeuta reforzará con "bien" o "puedes hacerlo mejor". Estos intercambios de papeles suponen un gran aprendizaje para las personas en tratamiento logopédico, no solo porque aumente su interés por la tarea o juego, sino porque le exige un procesamiento metafonológico muy interesante. El cambio de rol exige, eso sí, que la persona tenga ya ciertas habilidades fonológicas y nivel cognitivo suficiente. No sería apropiado realizar esta tarea si aún persistieran confusiones entre los fonemas que se estén trabajando.

Un apunte importante es que el trabajo con pares mínimos requiere una buena selección de oposiciones, es decir, precisa unos pares mínimos que se opongan correctamente. El hecho de ser un par mínimo de un fonema que nos interese no es suficiente para utilizarlo. Hay que pensar en el fonema que se está oponiendo. Por ejemplo, si la persona no discrimina, ni pronuncia, correctamente /d/ de /t/, está claro que se podrán buscar pares mínimos con estos fonemas. Sin embargo, no es obligatorio que sea así. Además, si se va a trabajar un fonema de especial dificultad, la selección debe contemplar cuán semejante es el fonema que se va a oponer (y el repertorio fonológico que se haya objetivado en la evaluación, dado que constituirá el punto de partida). Así, el fonema /p/ es oclusivo y bilabial mientras que /x/ es fricativo y gutural. Se trata por tanto de dos fonemas muy distintos fonológicamente que pueden usarse cuando las dificultades son importantes y uno de los fonemas es conocido. Sin embargo /θ/ es un fonema fricativo, por lo que discernir entre este fonema y /x/ será más difícil que en la oposición anterior. De esta manera, clasificando los fonemas se usarán unos u otros en función del grado de dificultad que se dé a la tarea.

Otro aspecto relevante del trabajo con pares mínimos e intervención fonológica en general es que resulta de gran apoyo el acompañar a los fonemas con gestos, es decir, en ocasiones, y cuando la situación así lo requiera, se podría puntualmente acompañar la emisión de los fonemas que se están trabajando con gestos. Estos gestos pueden ser varios, aunque aconsejamos emplear los que consideremos que están más extendidos en nuestra región, territorio o entorno próximo. De este modo, otros profesionales que puedan trabajar en el futuro podrán hacer uso de unos gestos conocidos por todos; el sistema más utilizado es la palabra complementada. La palabra complementada o *cued speech* es un sistema ortofónico, que ayuda a corregir problemas de voz y articulación por medio de la visualización de los fonemas a través de ocho configuraciones de la mano en tres espacios del rostro (Cornett, 1967). Aunque se desarrolló para complementar la lectura labial de las personas sordas, se ha visto su eficacia en muchas otras poblaciones a la hora de discriminar y ayudar a producir correctamente los sonidos de la lengua, se utiliza también para el aprendizaje de la lectoescritura.

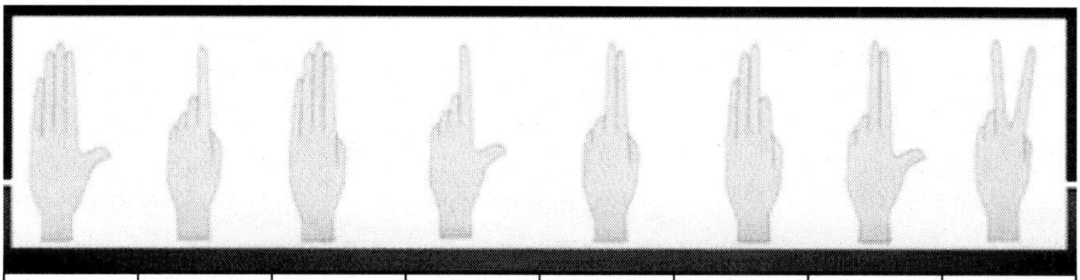

/p/, /d/, /y/	/k/, /ɲ/	/j/ (ja, ge), /r/, /θ/	/b/, /n/, dipt. iu	/f/, /m/, /t/	/l/, dipt. ua	/g/ (ga, gue), /r/, /ll/	/ʧ/

FIGURA 4.1. Palabra complementada.
Representación visual de los sonidos consonánticos del español peninsular.

Las vocales, según el sistema de la palabra complementada, se representan posicionando la mano, con la configuración consonántica concreta en:

- La barbilla para la /e/ y /o/.
- La garganta para la /i/ y /u/.
- A un lado para la /a/.

4.3. Intervención lexicosemántica

La intervención en el nivel léxico y en el nivel semántico no debe confundirse. El léxico es, a grandes rasgos, una memoria a largo plazo donde se encuentran representadas las palabras. Estas palabras en su mayoría se asocian con una información, un significado. Dicho significado asociado a cada palabra es lo que constituye el nivel semántico. Es posible almacenar palabras a las que no otorgamos ningún significado. Esto se puede deber a varios motivos. Por ejemplo, a que no somos capaces momentáneamente de acceder al sistema semántico por el motivo que sea. En este caso sí tendremos asociada información semántica a la representación léxica concreta, pero la dificultad o imposibilidad en el acceso al nivel semántico hace que el resultado sea el mismo o muy similar a no tener información semántica. También es posible que, por repetición, un estímulo se haya aprendido, pero que nunca se haya asociado significado al mismo o que, de haberlo hecho, esta asociación haya desaparecido –o disminuido– la fuerza de la conexión de modo que el resultado sea, de nuevo, el mismo. Además, en algunas patologías puede suceder que los aspectos semánticos se vean afectados, como, por ejemplo,en la afasia progresiva primaria. En estos casos de demencia, los aspectos semánticos se ven tempranamente alterados con gran repercusión en el lenguaje de la persona afectada. En definitiva, existen conexiones entre el sistema léxico y el semántico de manera que ambos se relacionan e influyen, pero hablar de uno no es hablar del otro.

Trabajar el área léxica y semántica supone habitualmente estos dos objetivos generales:

1. Ampliar el campo léxico, comprensivo y productivo (ampliar el vocabulario). En este sentido sabemos que cuanto más funcional sea la palabra antes se incorporará al léxico. Esto se debe, entre otras cosas, a que se empleará más, se repetirá más, y, por tanto, se aprenderá más fácilmente.
2. Ser precisos en la información que se pretende trasmitir, utilizando de forma adecuada las palabras. Esto supone enriquecer el sistema semántico, es decir, las conexiones que relacionan palabras y significados. Es importante considerar que saber qué significa una palabra no implica que no podamos enriquecer su representación semántica añadiendo matices, contextos, etc.

Para fomentar el desarrollo lexicosemántico se hará especial hincapié en trabajar el significado y clases de palabras, las relaciones de significado entre los elementos léxicos, la recuperación léxica, la decisión léxica, las definiciones y la fluidez semántica. Para muchas de estas tareas se puede aplicar el criterio de frecuencia, es decir, enseñarle las palabras que sean más frecuentes precisamente por eso, porque al ser frecuentes es habitual oírlas y producirlas. Por otro lado, esta selección de vocabulario debe considerarse siempre a la luz de la realidad de la persona: ¿dónde vive?, ¿con quién vive?, ¿qué edad tiene?, ¿en qué trabajan sus familiares? o ¿qué quiere ser de mayor?, ¿qué intereses tiene? En definitiva, se seleccionará un vocabulario de marcado carácter funcional. Esto permitirá que la persona pueda tener más interés por aprenderlas, se generalizarán relativamente pronto al ser palabras muy habituales y, además, se pueden generar fácilmente situaciones en las que estas palabras sean necesarias. Esto es importante dado que las palabras no se atienen a un contexto y situación únicos, sino que se generalizan en otras muchas situaciones y ejemplares. Por ello, si se utiliza la palabra "gato" únicamente para referirse al "gato" particular con el que uno convive en casa, y solo para ese "gato", entonces no se está generalizando su uso, por lo que el lenguaje se verá muy limitado.

4.3.1. Algunos ejercicios

Se proporcionan a continuación algunas pautas y ejercicios que pueden realizarse en las sesiones de logopedia y también en casa. Conviene que se empleen imágenes, especialmente si tenemos en cuenta, como ya se dijo, que los apoyos visuales favorecen mucho el rendimiento de las personas con síndrome de Down:

- Un ejercicio consistiría en introducir palabras nuevas en diversos contextos como, por ejemplo, frases y cuentos, tanto en la modalidad oral como visual. Existe una amplia evidencia de los beneficios de este trabajo tanto en población con desarrollo típico como, en menor medida, en personas que padecen síndrome de Down (Burgoyne, Duff, Clarke, Buckley, Snowling y Hulme, 2012). Se trataría de dar un contexto conocido para la persona y una palabra que en principio desconozca. Es importante que el contexto sea conocido y la palabra desconocida. Ante una palabra, la persona tiene que justificar qué cree que puede significar y por qué. Esta tarea no tiene por objeto aprender palabras una a una, pues entonces la labor sería inabarcable. Se trata, por el contrario, de desarrollar la capacidad de extraer el significado de palabras que se desconocen gracias al contexto de que disponemos. En efecto, ser capaz de aproximarse al significado más probable de una palabra por el contexto puede garantizar el aumento de la comprensión oral, puesto que el significado se puede reconstruir al menos parcialmente. Hemos de considerar que el significado en términos cognitivos no es una definición lexicográfica a modo de diccionario. El sistema semántico supone la existencia para cada ítem de una serie de nodos de información que caracterizan ese ítem. Por ejemplo, un perro puede describirse como [+ser vivo], [+animal], [+doméstico], etc. De este modo, si se menciona un animal desconocido en una conversación, pero se es capaz de extraer que se trata de un animal, y no de cualquier otra cosa, entonces podrá seguir el sentido del mensaje mucho mejor que si no es capaz de darse cuenta de que se trata de un animal. Si en la lectura de textos o descripción de láminas en que se presenta un contexto conocido aparece una palabra desconocida será un momento óptimo para trabajar la "reconstrucción" de ese significado. Esta tarea requiere necesariamente de cierta capacidad intelectual, por lo que el logopeda debe valorar su aplicabilidad en cada caso. Las adivinanzas proporcionando pistas ayudan al desarrollo de esta tarea y resultan también muy motivadoras para el niño.

- Es necesario que los aprendizajes no se limiten al espacio de trabajo del aula o del logopeda, sino que se generalicen en otros contextos y situaciones. Para facilitar la generalización, además de trabajar de un modo tan natural como sea posible y escoger adecuadamente los ítems que aprender, se pueden servir de otros procedimientos como la contextualización de la palabra a diversas situaciones. Así, por ejemplo, si se ha trabajado el aprendizaje de palabras "clavo, martillo", etc., mediante láminas, se enriquecerá la tarea yendo más allá de la mera lámina. Por ejemplo, inmediatamente después de la denominación, se podría solicitar que se dijera algo donde aparecieran las palabras diana:

1. El logopeda denomina el objeto o instrumento que hay que aprender mientras lo señalamos con el dedo.
2. La persona lo repite inmediatamente.
3. Se dice una fórmula como "muy bien, es un...".
4. Se genera una oración sencilla con esa palabra.
5. Se solicita la repetición de la oración.
6. Se emite una fórmula como "muy bien, (repetición de la oración)...".
7. Se solicita una oración distinta con esa palabra.
8. Se refuerza con "muy bien..." o por el contrario se ayuda y corrige la enunciación.

Es recomendable que esta palabra se repita en varias ocasiones en la misma sesión de logopedia, en diferentes días, y que aparezca constantemente en cuantas más situaciones mejor, dado que la repetición es el más potente medio del que podemos valernos para enseñar algo. Si se repite suficiente número de veces un estímulo, será aprendido. De hecho, se podría cuantificar la intervención y valorar su intensidad en la sesión en función del número de palabras que se trabajen y las repeticiones que se lleven a cabo, así se objetivarían las repeticiones realizadas y se llevaría un control estricto sobre la intervención, permitiendo conocer mejor la eficiencia y eficacia de las sesiones. Este modo de contabilizar es, desde luego, común en las investigaciones sobre el aprendizaje de vocabulario.

- Prosiguiendo con la idea de facilitar la generalización de los aprendizajes, se puede trabajar una tarea clásica de denominación por campos semánticos, pero acompañando la denominación de alguna actividad adicional. Por ejemplo, se pueden presentar de forma seguida fotos con distintas razas del mismo animal o distintas fotos de un animal de modo que se tenga que denominar varias veces el mismo nombre, pero ante distintos ejemplares o distintas situaciones. Se puede después perfectamente trabajar con las distintas fotos centrándose en las semejanzas y diferencias, por ejemplo, describir dos razas de perros comenzando por las características comunes. De este modo se estaría haciendo hincapié en los aspectos semánticos de la entrada léxica del animal que fuere (ambos son pequeños, ambos viven en casas, ambos ladran…). Hemos de considerar que tareas como esta permiten un fácil control sobre los estímulos empleados y sobre las repeticiones de estos, pero tienen un bajo carácter ecológico. Por ello, esta tarea podríamos culminarla con alguna acción más ecológica como sencillamente conversar naturalmente sobre algunos perros que podamos mostrar o sobre su propio perro, etc., para tratar de que el aprendizaje sea mayor y más significativo.

– Para el aprendizaje de nuevo vocabulario es buena idea trabajar con palabras seleccionadas por categorías semánticas. De este modo se consigue enmarcar los nuevos estímulos en un campo determinado y esto facilitará el aprendizaje porque el conocimiento semántico de esa categoría estará preactivado cuando los estímulos aparezcan en la sesión. Además, más en detalle, se puede suponer que los nodos de información semántica que definen como miembros de la categoría a ciertas palabras (por ejemplo, la característica de [+ser vivo] en el caso de los animales) se transferirán o asociarán a esa nueva entidad aprendida. Así, presentar nuevos animales en el contexto de otros conocidos supondría que los nodos de representación semántica que caracterizan a esos animales se asociaran a ese nuevo animal presentado. Esta asociación, sin embargo, deberá trabajarse específicamente, es decir, se deberán realizar tareas para aumentar la información semántica asociada a las palabras representadas en la memoria a largo plazo. Por tanto, trabajar el nivel semántico no implica necesariamente trabajar con palabras desconocidas, sino que puede llevarse a cabo con palabras ya conocidas. En definitiva, la sola tarea de denominación por categorías semánticas es muy limitada a la hora de trabajar en el componente semántico. Por este motivo, después de la denominación por campos semánticos, sería necesario enriquecer la tarea con alguna propuesta que incidiera semánticamente en ese objetivo. Una buena tarea consistiría en acompañar la denominación de una descripción. Se trata de dos tareas clásicas unificadas. Después de denominar se pueden describir ejemplares de una misma categoría, pero distintos (por ejemplo, describir un coche y un camión) de modo que se haga hincapié en las relaciones semánticas que comparten ambos ejemplares, es decir, que pertenecen a la categoría de medios de transporte (necesitan conductor, se trasladan por carretera, llevan personas y mercancías, etc.) y en aquellos que los hacen únicos (atributos propios de cada uno de ellos, como el número de ruedas, el peso o el tamaño). En el caso de que se describa algo que no esté presente ya sea físicamente o material visual, por ejemplo, su cocina, la tarea será más compleja, porque se trabajará teniendo que emplear recursos cognitivos adicionales al acceso y mantenimiento de la memoria declarativa.

– Otra posible tarea o juego es el veo veo, aunque modificado. En lugar de responder afirmativa o negativamente a posibles soluciones y contar con pistas fonológicas (empieza por...), se modificará de modo que haya que adivinar cuál de varios elementos de una misma categoría es el escogido. Se puede pedir, a partir de la selección de varias profesiones representadas en imágenes y, mediante preguntas referidas a las mismas, que se adivine si se trata de unas o de otras. Pueden disponerse láminas con distintos animales o distintos instrumentos de música, etc., con la única regla de no poder decir expresamente el nombre del objeto ("¿es la guitarra?"), de modo que la persona deba indagar para saber de qué objeto se trata. En el supuesto de los instrumentos musicales, si presentamos una guitarra, un violín y un piano, una buena pregunta sería: "¿tiene cuerdas?" o "¿es muy pesado?", porque de ese modo se descartará ya un instrumento. Esta tarea puede resultar compleja a muchas personas con síndrome de Down en un primer momento, por lo que podremos ser nosotros los que hagamos las preguntas y ellos tengan que responder "sí" o "no". En todo caso se trata de una tarea bastante divertida que tiene buenos resultados en gran parte debido a la motivación por el juego.

- Las tareas de completamiento son también útiles. La tarea consiste en decir una frase y la persona debe acabarla como en: "este hombre se ha puesto una...". Una posibilidad es que la persona tenga un dibujo delante y tenga que decir lo que ve y otra es que no lo tenga delante y pueda realizar otro tipo de expansiones lexicosemánticas. En el ejemplo anterior podría responderse "gorra", o bien "chaqueta", o bien "bufanda", es decir, un sinfín de posibilidades. Para acotarlo y hacerlo más apropiado para el nivel semántico, se daría la instrucción de ajustarse a una categoría semántica concreta, por ejemplo, prendas de vestir. Habría que aprovechar la respuesta para realizar otras actividades centradas en la expansión de la respuesta proporcionada, de este modo, si la respuesta fuera "gorra" se podría preguntar si él o ella usan gorra, de qué tipo, cómo es... Estas tareas son de naturaleza semántica porque, entre otras cosas, la oración que ofrecemos lo que hace es acotar las posibles respuestas en términos semánticos si es que así se ha diseñado, es decir, se activa un guion en el que unas palabras tienen más sentido que otras. En un ejemplo como "la señora come..." se limita la posibilidad de aparición de "zapatillas", aunque esta palabra tenga sentido en términos morfosintácticos. De hecho, se pueden generar estas respuestas extrañas de incongruencia semántica para trabajar con la persona la adecuación o inadecuación de las mismas. Las oraciones que se presenten harán que unas palabras sean coherentes en términos semánticos y otras no. Las respuestas de las personas orientarán sobre sus dificultades a nivel semántico.
- El componente lexicosemántico también puede trabajarse por medio de la búsqueda de semejanzas entre un grupo de palabras relacionándolas a través de hiperónimos o hipónimos. Así, podría proponerse una serie de términos para que se agruparan y se indicara a continuación por qué han sido agrupados esos elementos y no otros, qué criterio se ha utilizado, etc. Si se mostraran dos tarjetas con sendas razas de perros, una respuesta sería que se unen porque ambos son perros, o bien que se unen porque ambos son animales (o

mamíferos). Si se presentara una tarjeta con un perro y una tarjeta con una mosca, entonces las respuestas solo pueden ser las que se relacionan por ser animales o por ser seres vivos. Si se presentara la lámina de un perro y de un árbol, entonces la única respuesta es que se pueden relacionar porque ambos son seres vivos. Con estos ejemplos se evidencia el modo en que la tarea puede ser más o menos compleja. Se pueden incluir láminas con distractores (una tarjeta con un elefante, otra con una avispa y otra con un sofá), en este caso, la demanda cognitiva del ejercicio será mayor y habrá que asegurarse de que la complejidad esté cercana a su zona de desarrollo próximo, de lo contrario no se estará trabajando de forma adecuada.

Además de los distractores es interesante incluir más tarjetas con las cuales una lámina dada pueda relacionarse de distinto modo. Así, si le damos la tarjeta con un hombre dibujado, podemos pedirle que seleccione una tarjeta con la que este se pueda relacionar. Entre las posibles tarjetas podríamos ofrecer un perro (relación de ser vivo, animal, mamífero...), un árbol (relación de ser vivo), una mano (relación de formar parte de), etc. Existen, como puede anticiparse, muchas variaciones interesantes. Es importante que este tipo de tareas se realice en un modo de juego tal que la motivación del niño por ella sea alta.

– En relación con el ejercicio anterior, se puede realizar la tarea de descartar la palabra o imagen intrusa. Así, ante una serie de palabras o imágenes, habrá que encontrar la palabra que no pertenezca a la serie "¿qué palabra hay que quitar en esta serie: *cabra, foca, conejo, vaca*?". La dificultad de esta tarea reside en el grado de relación que guarden las palabras entre sí. En el ejemplo propuesto anteriormente todos son animales, de modo que sería más complejo que si se presentara la serie "casa, oveja, conejo, vaca", en donde uno de los ítems no es un animal y, por tanto, comparte menos información a nivel semántico con los demás estímulos. Es muy importante que el logopeda siempre tenga en consideración estos matices, la demanda cognitiva y las capacidades de la persona a la hora de planificar la intervención.

- El vocabulario relacional debe ser objeto de trabajo en el programa de intervención. Este tipo de vocabulario es muy importante porque establece relaciones entre dos o más elementos léxicos. Estas relaciones pueden ser de carácter temporal (antes, mañana), de lugar (aquí, debajo, detrás) y cantidad (muchos, varios, par, tres). Si se toma el concepto temporal "ayer", o el de lugar "debajo", lo que se pone en relación son necesariamente dos tipos de elementos, "ayer" solo tiene sentido en relación con "hoy"; el concepto "debajo" también vincula dos conceptos, algo está debajo de otra cosa. Estos términos son complejos porque su significado es abstracto, por sí mismos no significan nada toda vez que implican relaciones entre elementos. Aunque este tipo de vocabulario no tienda a considerarse en las tareas de incremento de vocabulario, la comprensión de estos términos implica también una mejor comprensión de textos y oraciones, por lo que debe incluirse en nuestras tareas de naturaleza lexico-semánticas. Cuando se consideren los términos relacionales se determinarán cuáles trabajar y cómo, de acuerdo con el nivel tanto lingüístico como cognitivo de las personas. La mayoría de los términos relacionales tienen implicaciones educativas importantes, pues términos de cantidad, lugar y tiempo son logros educativos cuyo dominio se exige para poder pasar de nivel educativo en las primeras etapas de educación primaria.
- Los términos sinónimos y antónimos ofrecen un material muy interesante para trabajar a nivel semántico, por ello se trata de un conjunto de tareas comunes en el proceso de intervención. La forma en que se puede realizar es muy diversa, y depende del logopeda ser más o menos creativo para generar situaciones de intervención.
- Trabajo con morfología derivativa. La morfología derivativa permite crear nuevas palabras a partir de otras, y en español es, de hecho, el principal procedimiento para generar nuevas palabras. No debemos perder de vista que, en nuestra lengua, la mayor parte de las palabras son derivadas, es decir, existen muchas más palabras derivadas (jornal-ero, trabaja-dor, futbol-ista, etc.) que simples (trabajo, sol…). Este hecho pone

inmediatamente de relieve la importancia de trabajar sobre el conocimiento de la derivación y su significado. Las investigaciones han puesto ya de manifiesto que este trabajo incrementa las habilidades lingüísticas y lectoras de las personas sin discapacidad intelectual. Aunque en personas con síndrome de Down la evidencia no es aún suficiente, el hecho de que su desarrollo evolutivo lingüístico sea similar, aunque más lento, hace que se tenga en consideración llevar a cabo esta tarea.

Una opción especialmente divertida para trabajar es la de proponer la invención de palabras con lexemas y sufijos y proporcionar un significado. Si se les proporcionara la palabra inventada "musiquero", la respuesta debería ser próxima a la que se diera para "músico", es decir, "persona que...". Si la respuesta no fuera adecuada, habría que centrarse en las relaciones entre el lexema con otras palabras que lo compartan (musiquero, música, músico) y lo mismo haríamos con *-ero* (carnicero, peluquero, banquero). Si somos sistemáticos en la propuesta de ejemplos "musiquero, suelero, deportero, avionero", las personas con suficiente capacidad intelectual extraerán esa regularidad ("un musiquero es un señor que hace música y ¿qué es un suelero?, un señor que hace o pone suelos"), lo que les permitirá luego comprender mejor los mensajes tanto en la vertiente oral como escrita.

Las tareas con morfología derivativa son muchas, por ejemplo, a personas que leen, se les puede entregar tarjetas con lexemas y morfemas por separado para que se emparejen formando palabras; se les puede solicitar que inventen palabras para cosas como: "¿Cómo se llamaría un señor que hace ladrillos? (ladrillero, ladrillista). ¿Y un señor que juega a las cartas? (cartista)".

Igual que se ha descrito alguna tarea posible concerniente a la morfología derivativa, se puede también trabajar con la composición. La composición supone la unión de dos lexemas (pelirrojo, sacacorchos). Las tareas tendrían el mismo sentido que las descritas anteriormente, pero con lexemas. Se trata de unidades más claras de significado, por lo que las tareas serían cognitivamente más asequibles: "¿Qué crees que significa rompevasos?". Como con la derivación, sería muy interesante que generaran ellos palabras inventadas y propusieran para ellas distintos significados.

– Otro tipo de tareas se relacionan con el uso de cuentos. Hay datos en población con trastornos del lenguaje, pero sin discapacidad intelectual, acerca de la utilidad del cuento empleado de determinadas maneras. Horst (2013) realizó una revisión acerca de la utilidad del cuento en la enseñanza de vocabulario y resaltó algunos aspectos de gran interés para el proceso de la intervención. Uno de ellos es que la repetición del mismo cuento es más eficaz que la lectura de distintos cuentos, es decir, que para el aprendizaje de determinados estímulos, la repetición de este no es negativa, sino todo lo contrario. Otro aspecto interesante del cuento es el del número previsible de palabras desconocidas. Estas no pueden ser demasiadas, pues entonces existirá desmotivación y desinterés y, además, ausencia de aprendizaje. Por tanto, debe adaptarse el nivel de vocabulario del texto a los niños. En el trabajo con las personas con síndrome de Down es importante tener en cuenta este aspecto, dado que, como ya sabemos, suelen tener buen vocabulario, pero menor al esperado por su CI. Consecuentemente, textos para niños con desarrollo típico pueden resultar complejos y tener demasiadas palabras desconocidas para sus homólogos con síndrome de Down con igual edad cronológica. Pero, si se utilizan cuentos para edades inferiores, se incurre en el error de emplear herramientas inadecuadas para la edad cronológica de las personas, infantilizando los aprendizajes; por estos motivos, la adaptación de los cuentos infantiles a la población con síndrome de Down sería conveniente.

Por último, es importante recordar que con los cuentos se pueden realizar las actividades de siempre. Contar un cuento y responder preguntas explícitas sobre el mismo o sobre determinadas palabras se ha mostrado como una tarea excelente para la adquisición de léxico y desarrollo semántico. De hecho, en un reciente estudio en español, Gomes-Koban, Craig, Valle y Defior (2017) demuestran que la definición de palabras ante las que el niño tiene dudas o desconoce es un método eficaz para el aprendizaje de esas palabras y, además, que es un aprendizaje que perdura en el tiempo. Aunque esta evidencia no se ciñe al caso de los niños con síndrome de Down, parece que la definición de palabras, por ejemplo, en el contexto del relato de cuentos o de historias podría ser una técnica eficaz de aprendizaje de vocabulario. Desde luego, esta tarea siempre se podrá enriquecer con ideas como las que hemos presentado a lo largo de este apartado –por ejemplo–, después de responder qué significa una determinada palabra, podríamos preguntarle: "¿Qué otra palabra crees que podríamos usar en vez de esta?", "¿cómo explicarías el significado de esta palabra a tu hermano?". Leer y jugar con cuentos supone momentos familiares de gran aprendizaje.

4.4. Intervención morfosintáctica

El trabajo logopédico con las personas con síndrome de Down debe en principio centrarse en la calidad de su interacción por lo que se refiere a la inteligibilidad (habla), y en la organización de la información y comunicación en general (lenguaje). Este último aspecto constituye una dificultad específica para las personas con síndrome de Down y se refleja en la pobreza de sus emisiones y carencia de recursos de extensión morfológica y sintáctica.

El aspecto morfosintáctico en el síndrome de Down es sin duda el más afectado y como tal se ha descrito desde siempre y para numerosas lenguas. En español, concretamente, Galeote, Rey, Checa y Sebastián (2010) proporcionan datos normativos para este nivel en el que se identifican aspectos de dificultad específica relacionados con este nivel de análisis en personas con síndrome de Down de habla española, que son los que siguen:

- Verbos auxiliares.
- Artículos.
- Preposiciones.
- Flexión verbal.
- Tendencia marcada a utilizar oraciones simples.
- Omisión de palabras funcionales.

Por otro lado, Moraleda (2011) observa que existen mejoras significativas en morfología y sintaxis en edades comprendidas entre los 6 y los 14 años de edad cuando reciben entrenamiento morfosintáctico. En esta línea, Moraleda, Lázaro y Garayzábal (2013) mostraron la utilidad de un programa de intervención logopédica en los aspectos morfológicos aplicado a un grupo de jóvenes con síndrome de Down en español. En ese programa se consideraron aspectos relativos a la flexión de género y número, así como a aspectos más complejos como la introducción de complementos circunstanciales en estructuras gramaticales ya dominadas (véase también Jiménez, 2012).

La intervención en el nivel morfológico debe comenzar en niveles muy básicos, dada la dificultad que las personas con síndrome de Down tienen para manejar aspectos formales. Precisamente por la dificultad que manifiestan, se empleará más tiempo en alcanzar los objetivos propuestos en la intervención. No resulta extraño que en edad adolescente puedan seguir utilizando un lenguaje telegráfico para comunicarse, sosteniendo su comunicación sobre la base del uso de elementos léxicos sin flexionar, por ejemplo, "silla sienta".

Los objetivos principales de intervención en este nivel suelen contemplar la ampliación de la longitud media de emisión medida tanto en número de palabras como en número de morfemas. Se trata de ampliar las emisiones hasta un punto de normalidad, pero, sin lugar a dudas, la relevancia de la intervención radicará en que las emisiones sean correctas antes que largas.

Como matiz en este sentido, valga recordar que algunos aspectos de la morfología flexiva del plural en español, como cuando se utiliza el morfema -s, pueden resultar difíciles de interpretar. En concreto nos referimos a que pueda haber no tanto un problema a nivel morfológico, sino a nivel de inteligibilidad por los problemas fonéticos que ya conocemos. Está claro que es conveniente en la evaluación determinar si la persona produce otros morfemas de plural y es consciente del concepto de pluralidad o no. De este modo, si se emite una frase como "lo niño", se verá que la persona evaluada sí es consciente del concepto de cantidad, al utilizar "lo" en lugar de "el". En este caso no se estaría reflejando un problema con la pluralidad, sino de inteligibilidad del habla.

La flexión verbal constituye otro de los puntos débiles que debe trabajarse con las personas con síndrome de Down, al igual que el orden de los elementos en la oración y las palabras función o relacionales. Es importante remarcar que los estudios más actuales parecen mostrar que incluso en la adolescencia tardía el trabajo con estos elementos es productivo y se consiguen logros. Como en las poblaciones que presentan discapacidad intelectual, los avances son lentos, pero progresivos. Por tanto, el trabajo morfosintáctico no va a dejarse atrás en todos los casos al llegar a una edad concreta, sino que, por el contrario, podrá continuar durante el tiempo que se estime oportuno sin considerar la edad cronológica de la persona.

4.4.1. Algunos ejercicios

Algunas posibles tareas propias de la intervención en esta área de la morfosintaxis serían:

- *Flexión de género y número en la frase nominal.* Para trabajar el número podemos emplear láminas en las que aparezca en una de ellas un único elemento y en otra lámina el mismo elemento repetido. De este modo, al estilo del test de Berko (1958), podemos denominar el elemento en singular y preguntar por la denominación en plural. Típicamente, en el citado test, la instrucción sería: "Esto es un… y estos son dos…". Este test se ideó inicialmente para su uso con pseudopalabras, pero pese a que pueda tener utilidad desde el punto de vista investigador (Lázaro *et al.*, 2013; Pérez-Pereira, 1989), nosotros no proponemos el uso de pseudopalabras, sino el de palabras conocidas. Además, cuando sea posible, es buena idea utilizar objetos reales en lugar de láminas. Se recuerda que no se trata de una tarea para incrementar el léxico, sino para aprender la flexión nominal de plural.

  Para la flexión de género, el ejercicio seguiría la misma dinámica que para trabajar el número, adaptándola a las características del género. El género gramatical es complejo dado que hay palabras en las que el género es arbitrario; no sigue una regla específica (el sol, la sal). Por ello, el entrenamiento del género habrá que hacerlo siempre utilizando el artículo correspondiente. Esto, a su vez, facilita el paso para trabajar la combinación de ambos tipos de flexión, número y género (la mesa versus las mesas).

Una forma de trabajar estos aspectos es presentando varios objetos con diferente género y pedirle que señale los que sean femeninos/masculinos. Puede presentarse un conjunto aleatorio de elementos o presentarlos por categorías.

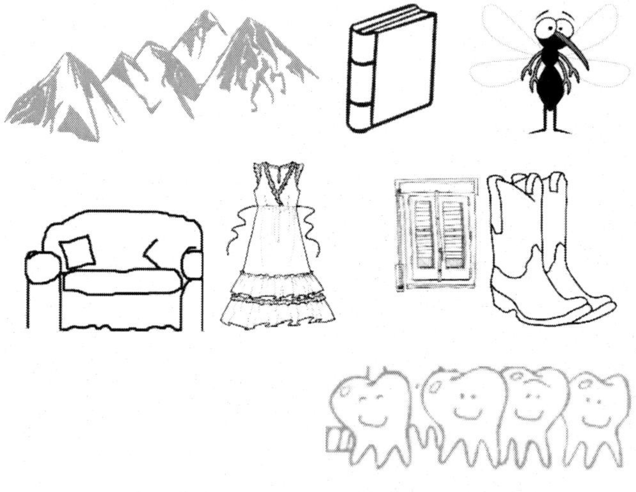

Señala los objetos que son femeninos.

Adicionalmente, para facilitar el uso correcto del artículo que acompaña a una palabra podrían proporcionarse frases nominales [artículo + nombre], correctas e incorrectas, y que hubiera una toma de decisión sobre su adecuación o inadecuación de la emisión propuesta:

Cuadro 4.1. *Trabajar la concordancia de la frase nominal*

Singular	*Plural*
La pelota	Los gorilas
El pájaro	Las águilas
El lirón	Las medicinas
La mesa	Los camaleones
El silla	Los chuches
El mosca	Las tazones
La araña	Los perales
El fantasma	Los extremidades
La miel	Las nubes
El cable	Los sellos
El águila	Las días
La serpiente	Los mentirosos
La opinión	Las radios

Igualmente se puede proporcionar la palabra con ambos artículos, y que se elija lo que se crea más conveniente: "¿Se dice *el leche* o *la leche*?".

Algo más complejo consistiría en proporcionar la palabra despojada del artículo y que sea la persona quien lo determine: "Te voy a ir diciendo palabras y tú tienes que colocar delante el artículo que sea más adecuado. *¿Qué ponemos delante de leche, el o la? ¿Y delante de número? ¿Y delante de tableta?*".

Otra actividad más compleja que la anterior consiste en evocar un nombre que coincida en género y número con la estructura artículo más nombre. Por ejemplo, se dan ayudas iniciales con los artículos para que el niño complete la estructura: "Si yo digo el… ¿qué ponemos detrás? El árbol o el coche. Ahora tú". Es aconsejable utilizar todos los determinantes posibles para formar la estructura artículo más nombre (el/la/los/las/un/una/unos/unas). De igual modo, una variante de este ejercicio sería utilizar la misma estructura dentro de una frase, de tal forma que el niño ya tenga que completar con sentido la oración: "Te voy a decir una frase y tú tienes que terminarla. Por ejemplo, si yo digo, yo tengo una... ¿Qué puedes decir tú?".

Es recomendable que, cuando se crea conveniente, se trabaje con el intercambio de roles. Suele ser estimulador para las personas, y el profesional podrá cometer errores para que sean corregidos. Evidentemente, no se pretenderá trabajar el aprendizaje por errores, pero es una tarea muy estimulante y divertida de la que se podrá aprender bastante.

– *Construcción de oraciones simples.* Este aspecto constituye un objetivo necesario especialmente en los casos en que exista la tendencia de responder con monosílabos o frases incompletas.

  Una tarea adecuada y pertinente es la de comenzar con la construcción de oraciones simples mediante la introducción de verbos. Se recomienda el uso de imágenes o láminas para desarrollar esta tarea, así como por medio de preguntas (¿Quién? ¿Qué? ¿Dónde? ¿Cómo? ¿Por qué? ¿Cuándo?) para poder ir trabajando las expansiones.

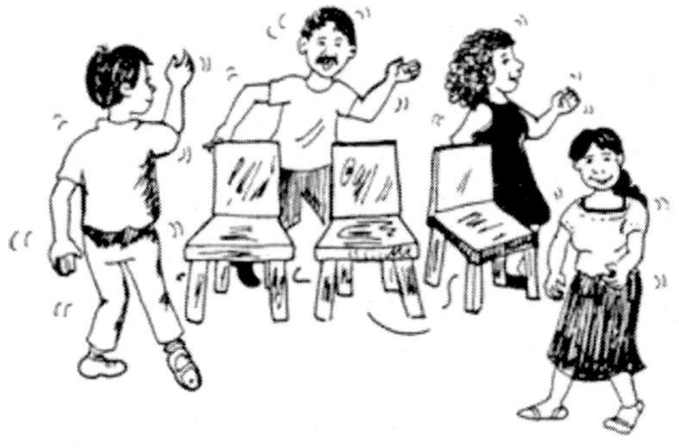

¿Qué puedes decir de este dibujo? (respuestas aceptables serían: los chicos juegan, los chicos juegan a las sillas, etc.).

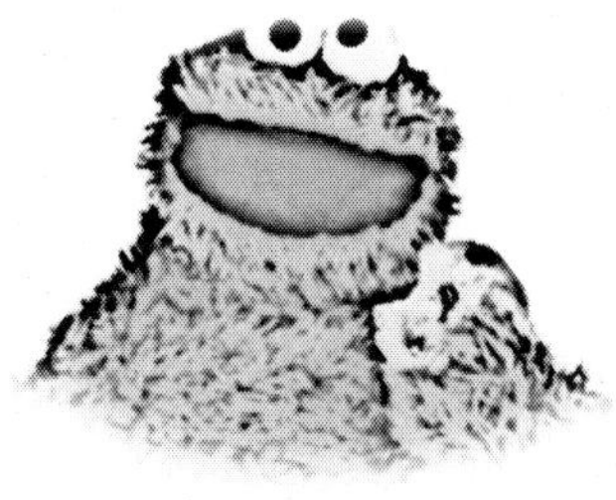

¿Qué puedes decir de este dibujo? (respuestas aceptables: el monstruo/el muñeco come, el muñeco/monstruo come una/la galleta).

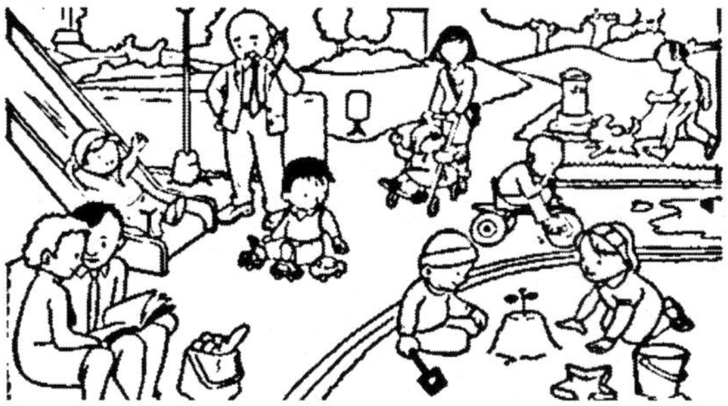

¿Qué ocurre en este dibujo? (aquí se preguntará por cada escena de la imagen y se podrán utilizar los diversos pronombres interrogativos para trabajar coherencia y expansiones, además de reproducir estructuras).

Por medio de la utilización de estos materiales visuales se trabajarán acciones, oraciones simples u oraciones más complejas, en definitiva, se desarrollan expansiones. Es importante tener en cuenta que es necesario trabajar la misma estructura, con diferentes elementos y sentidos, para que se asiente su aprendizaje.

Otras tareas relacionadas pueden realizarse sin mayor dificultad, tan solo modificando la dinámica; por ejemplo, pueden hacerse montoncitos de imágenes que representen sujetos, acciones y algún complemento (objetos o personas) y se pedirá que se asocie una tarjeta de cada montón y se describa lo que ahí está representado, de este modo, no solo se trabaja la estructura, sino también la coherencia del resultado final en imágenes y de producción oral. Así, en una tarea como la descrita presentamos tres montones de imágenes:

Sujeto	*Verbo*	*Complemento*
1. El perro	1. Comer	1. Niña
2. El señor	2. Volar	2. Tambor
3. La niña	3. Conducir	3. Hueso
4. El avión	4. Tocar	4. Camión
5. El niño	5. Besar	5. Cielo

El niño debe seleccionar una imagen de cada montón y elaborar una estructura, de este modo, si el resultado es una estructura 1-4-2, la estructura gramatical será correcta, pero no así el contenido (*el perro toca el tambor*). Debemos considerar si introducir congruencia semántica en esta tarea, pues la haría más compleja y alejaría el foco de la labor morfosintáctica.

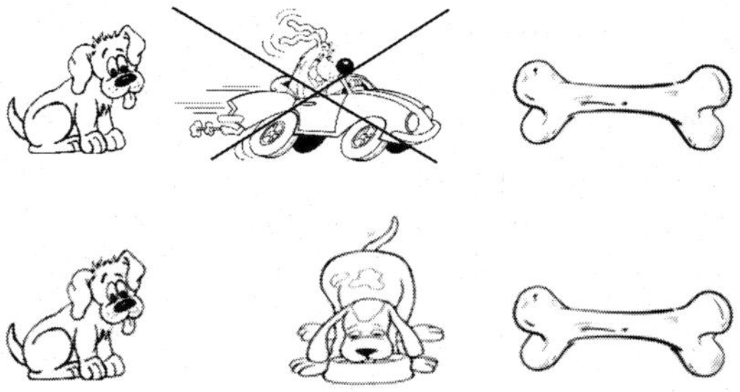

– *Tiempos verbales*. Saber transmitir y comprender si una acción ya ocurrió, está ocurriendo o está por suceder es importante. Las personas con síndrome de Down tienen especiales dificultades para reflejar el tiempo de la acción verbal y no solo tienen una tendencia manifiesta a utilizar el verbo en infinitivo, sino que la forma habitual de flexión, cuando la utilizan, es el presente y presente continuo. El trabajo en este aspecto es, por tanto, de gran relevancia.

Es relativamente sencillo trabajar el tiempo del verbo si se continúa con las tareas que se han ido explicando. Se puede introducir un cuarto montón con tiempos verbales. Los tiempos verbales se representarían con flechas. Hay que explicar previamente su significado, de modo que se comprenda perfectamente que una flecha apuntando a la izquierda implica tiempo pasado (←), una flecha apuntando a la derecha implica tiempo futuro (→) y una flecha apuntando hacia abajo (↓) implica tiempo presente. Las flechas pueden estar coloreadas en distintos colores si pensamos que esto puede ayudar a la comprensión. En todo caso, esta tarea puede requerir intervención específica previa, de modo que el tiempo verbal se trabaje sin complementos y usemos tan solo sujetos y verbos ("el señor come", "el señor comió"). Si hiciéramos esto, sustituiríamos el montón de las imágenes con complementos por el de las flechas. Para controlar más la dificultad, podemos comenzar por el tiempo presente oponiéndolo al pasado y dejar el futuro para más adelante (dado que supone un mayor nivel de abstracción, acciones que puede que ocurran o no).

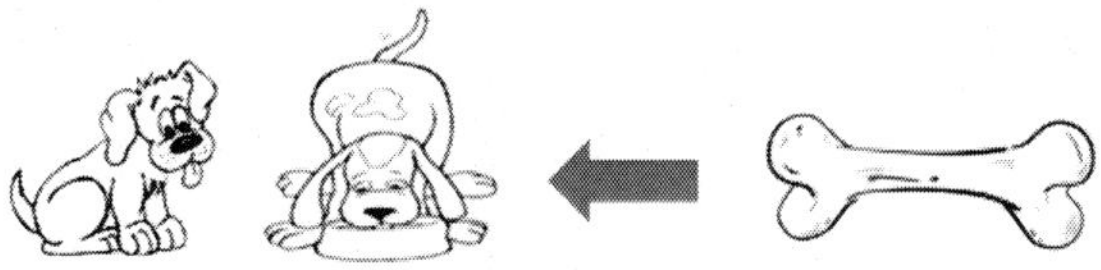

El perro comió un hueso.

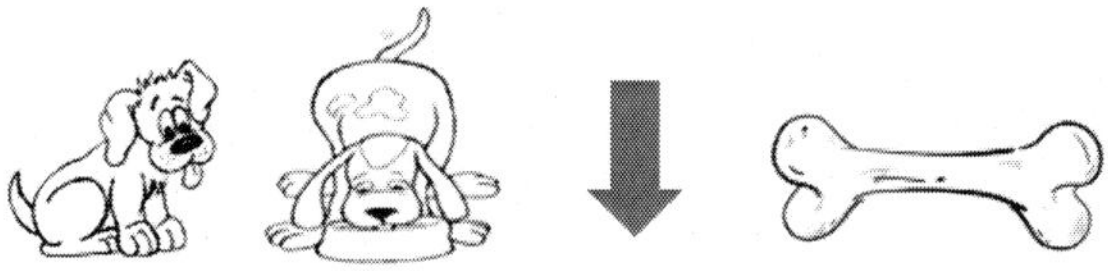

El perro come/está comiendo un hueso.

No debemos olvidar que las fichas del sujeto gramatical deben estar tanto en singular como en plural para que los verbos deban no solamente conjugarse en cuanto al tiempo, sino también en cuanto al número. Como puede observarse, la tarea poco a poco se va enriqueciendo, toda vez que se va complejizando.

– *Uso de preposiciones y conjunciones en el lenguaje espontáneo.* Como se ha comentado anteriormente, una de las dificultades de las personas con síndrome de Down es la tendencia a crear estructuras incompletas y parte de este uso incompleto se debe a la omisión de palabras función (preposiciones, conjunciones...). Por ello, una actividad que se propone en este sentido es la descripción de láminas a través de lenguaje dirigido por el logopeda donde incite al niño a la utilización de diferentes preposiciones, conjunciones y vocabulario relacional en general. Estos elementos se trabajan la mayoría de las veces por medio de preguntas que requieran del uso específico de una preposición, una conjunción u otro elemento relacional en la respuesta. Por ejemplo, "Mira, aquí hay un lápiz. ¿Para qué sirve el lápiz?"; "¿Dónde está el gato? Encima del sillón". Como en ejercicios anteriores, la repetición de la estructura ayudará al aprendizaje de esta:

- ¿Dónde va mamá? Mamá va a...
- ¿Dónde va el camión? El camión va a...
- ¿A quién besa mamá? Mamá besa a...
- ¿Para quién es el pastel? El pastel es para...
- ¿Para quién es la pulsera? La pulsera es para...
- ¿Dónde está la pelota? La pelota está encima, detrás, debajo, sobre...
- ¿A quién regala un libro? Él/ella regala el libro a...

Otro ejercicio de este tipo relacionado con la conciencia sintáctica consiste en que el logopeda formule dos tipos de oraciones. En una de ellas se utilizará una preposición, adverbio, conjunción, de manera correcta y en otra de ellas se utiliza de forma incorrecta. El objetivo de la actividad es que el niño identifique la oración errónea y repita la oración correcta. Es preciso insistir en que el uso de este tipo de modificaciones en las que las personas deciden entre opciones correctas e incorrectas han de posponerse hasta que dichas personas tengan el nivel suficiente.

– *Utilización de distintos tipos de pronombres.* Aunque los pronombres son uno de los primeros aprendizajes en cuanto a incorporación sintáctica, es importante lograr su consolidación en todo tipo de contextos lingüísticos. Se trata de trabajar los pronombres personales y los demostrativos, porque son los que cambian en función del hablante (yo, tú, él y plural) y la distancia respecto del referente (este, ese, aquel y plural).

  Un ejercicio que se propone al respecto es el de repartir una serie de tarjetas de imágenes entre el logopeda y el niño donde se pretende establecer un turno de preguntas sobre quién tiene cada tarjeta: "¿Tienes tú la jirafa o el león? Yo tengo el león". De modo similar, por medio del juego Memory, al finalizar este, podemos solicitar que diga qué parejas tiene él, y que diga qué parejas tiene el logopeda, utilizando la estructura:

  - Yo tengo...
  - Tú tienes...

  Es relativamente sencillo trabajar los pronombres tanto en forma plural como singular, pero la constancia es fundamental y se debe solicitar que se utilice el pronombre en todas las ocasiones, aunque la lengua española no lo requiera explícitamente, al estar contemplado en la flexión verbal. El problema es que, como las personas con síndrome de Down tienen problemas con la flexión verbal y, además, no suelen utilizar los pronombres, la información sobre quién o qué realizó una acción determinada suele resultar confusa. Es recomendable que se trabaje primero el uso adecuado de pronombres antes de comenzar a trabajar explícitamente la flexión verbal, por la complejidad inherente a la misma.

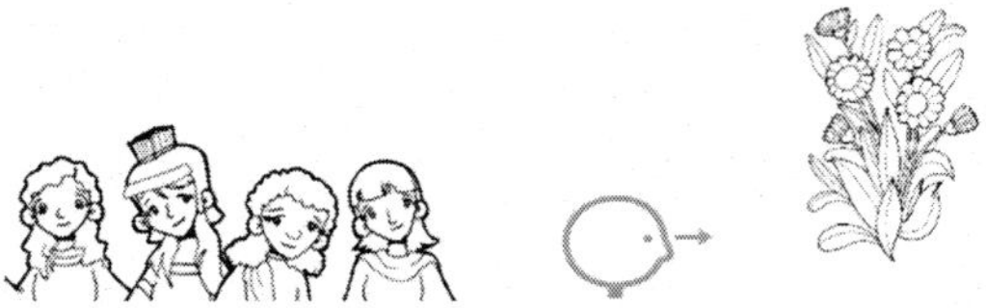

Ellas miran/ven las flores.

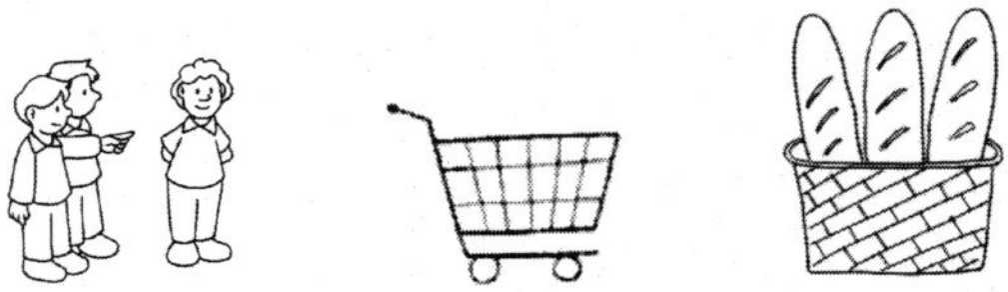

Él compra pan.

Conforme se van trabajando diferentes aspectos y elementos de la estructura se podrán ir incorporando otras categorías para ampliar y especificar más la información. De este modo, se introducirán adjetivos y adverbios. Estos últimos son más complejos, porque algunos de ellos, como los de tiempo, requieren conocimiento de la morfología verbal de tiempo y aspecto y, por tanto, pueden resultar más difíciles.

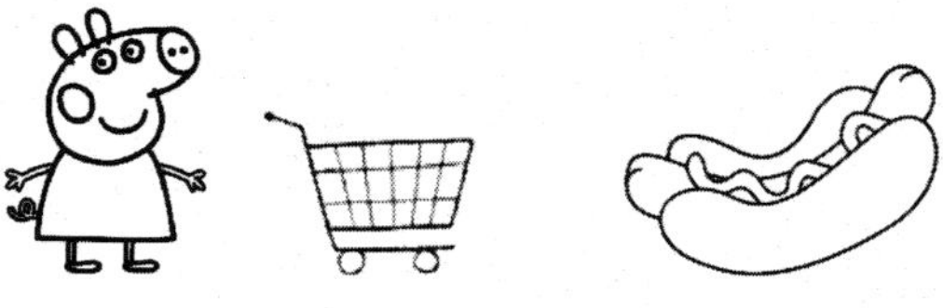

Pepa Pig compra un perrito caliente.

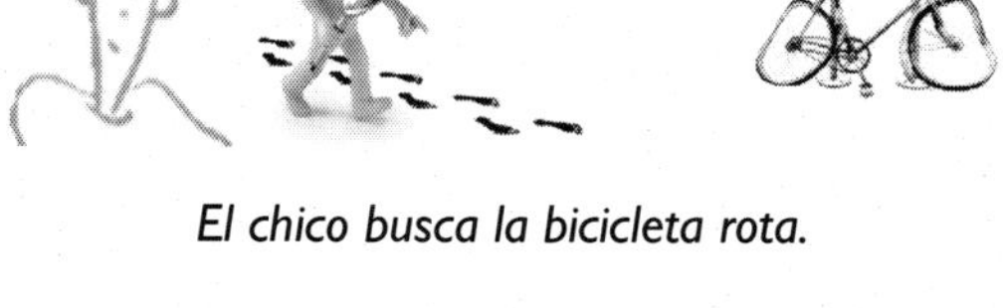

El chico busca la bicicleta rota.

Ante cualquier emisión también el logopeda irá dirigiendo el lenguaje del niño a través de preguntas: "Mira este niño. ¿Cómo es? ¿De qué color tiene el pelo? ¿Y cómo es su ropa?". Otra cuestión podría ser el completamiento de oraciones: "Si yo digo: 'La manzana es…'. ¿Cómo puedes terminarla?".

– *Incorporación de partículas interrogativas*. En el síndrome de Down es importante el trabajo de las oraciones interrogativas ya que este suele ser uno de los puntos débiles en este colectivo, especialmente porque no saben adecuar la partícula interrogativa a la pregunta que se desea formular. Por ello, una actividad que se propone es la de utilizar un *role-playing* en el que se vayan haciendo preguntas entre el logopeda y el niño acerca de sus gustos o de su vida personal. Jugar a periodistas o médicos, profesiones en las que las preguntas sean algo habitual. Igualmente, ante una lámina se le puede solicitar que nos haga preguntas sobre lo que sucede, quién realiza una acción, etc.

Del mismo modo, se pueden plantear distintas situaciones en las que sea necesario realizar una pregunta. Un ejemplo de instrucción puede ser: "Vamos a aprender a preguntar cosas que necesitamos saber. Por ejemplo, si queremos saber la hora, ¿qué tenemos que preguntar?"; "si queremos llegar a un sitio, ¿qué preguntamos?"; "si queremos encontrar a alguien, ¿qué preguntamos?"; "si queremos comprar algo y pagar, ¿qué preguntamos?". Este tipo de cuestiones son importantes porque contribuyen a la autonomía personal de las personas con síndrome de Down. Conviene practicar este tipo de ejercicios del modo más natural posible, incluso en contextos naturales, siempre que sea posible.

– *Tareas metalingüísticas*. Cuando se trabaja con personas con síndrome de Down que tienen una buena capacidad intelectual, se pueden realizar tareas metalingüísticas. En ellas tenemos que pensar acerca de la emisión lingüística y típicamente elegir entre opciones o, al menos, entre "bien" y "mal". En este sentido, por ejemplo, se pueden mostrar dibujos asociados a una estructura concreta. Se emitirán dos oraciones, una correcta y otra incorrecta, y la persona tendrá que repetir la emisión correcta. Solamente en etapas posteriores, en las que se ha producido un buen aprendizaje, realizaremos tareas metalingüísticas, como esta sin información orientativa previa.

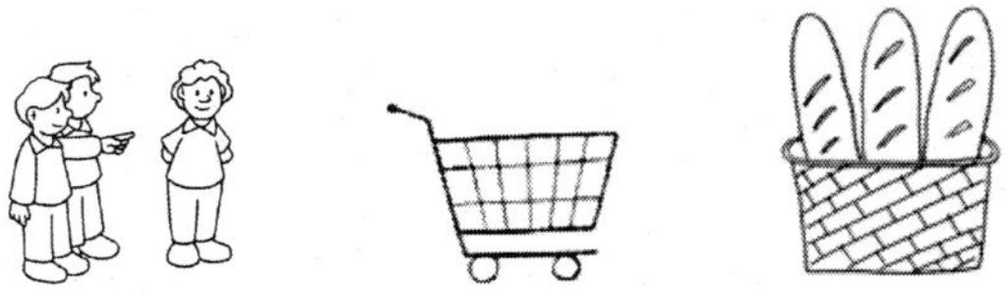

(a) Él compra pan/Ellos compran pan.
(b) Ella compra pan/Él compra pan.

En ambos ejercicios se está trabajando con el pronombre, sin embargo, mientras en el ejercicio (*a*) se trabaja el número (singular o plural), en el ejercicio (*b*) se está trabajando el género gramatical (masculino o femenino).

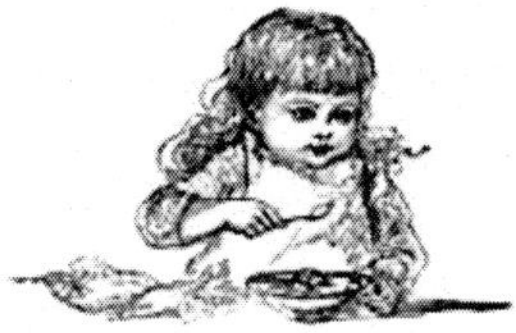

(c) La niña ha comido la sopa/La niña come la sopa.

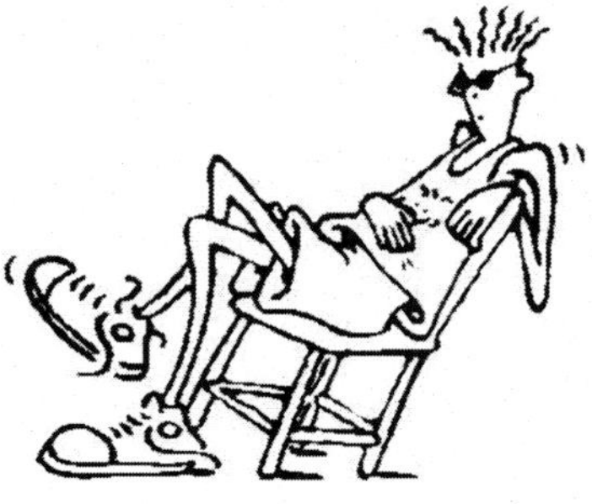

(d) Fido está levantado/Fido está sentado.

En el lenguaje espontáneo y cotidiano es recomendable que se hagan preguntas indirectas y no cerradas. Así, en lugar de preguntar "¿Quieres galletas o zumo?", es mucho mejor formular la pregunta de la siguiente manera: "¿Qué quieres merendar?". De este modo, no tendrá que elegir entre dos elementos cerrados, sino que las posibilidades serán mayores. Intentaremos que responda con quiero X, y no solo con X.

Debemos tratar de pasar del nivel oracional al nivel superior, que es el conversacional. En este nivel trataremos de introducir ya todos los aprendizajes previos. Es bastante habitual que, en sesión logopédica, las personas parezcan haber adquirido unas destrezas que luego no encuentran muchas veces su espejo en el nivel conversacional. Se trata de generalizar en este nivel lo aprendido en cuanto a la frase. Para comenzar en este nivel, habrá de alcanzarse una competencia gramatical a nivel oracional relativamente funcional. Para el nivel conversacional es prudente trabajar con contextos conocidos por las personas.

Dada la tendencia de las personas con síndrome de Down a delegar en el adulto el desarrollo de una conversación, y responder con monosílabos o emisiones incompletas, un ejercicio que puede resultar adecuado es preguntar por lo que hicieron el fin de semana, su actividad favorita, su película preferida, y que sea él quien deba desarrollar el tema propuesto; también él o ella puede proponer el tema. Conviene recordarle que las emisiones deben ser completas, tal y como se trabajan en las sesiones. Ante los posibles errores que se cometan, la retroalimentación resulta de gran ayuda, cuando el logopeda repite correctamente la emisión, e incluso la expande.

Conversar sobre lo que ocurre en una lámina, anuncio publicitario, cuento, etc., puede resultar motivante e interesante.

Debemos tener presente que el "rendimiento" en el nivel conversacional será el mejor test lingüístico de la persona.

- *La estimulación multisensorial,* como se ha dicho también, es muy importante, especialmente si las dificultades se apoyan o refuerzan con las habilidades preservadas. De este modo, el uso de signos, símbolos o dibujos se convierte en un buen aliado para trabajar la expansión sintáctica tanto en la comprensión como en la producción. Ante una emisión como "come" podemos estimular su complejidad por medio de dibujos donde se representen el sujeto, la acción y el objeto. Por tanto, acabamos este punto reiterando la idoneidad del uso de ayudas visuales, incluyendo lógicamente en ellas los signos.

4.5. Intervención en pragmática

A pesar de que las personas con síndrome de Down puedan mostrar una baja motivación por iniciar intercambios lingüísticos y dejar que sea el adulto quien comience la intervención, que no suelan realizar peticiones de aclaración o solicitud de información cuando no comprenden el mensaje, que muestren una propensión a emisiones cortas, incluso a responder con monosílabos, y a dejar emisiones incompletas, la pragmática no es un aspecto que sea vea especialmente afectado en las personas con síndrome de Down, de hecho, son considerados buenos comunicadores.

El desarrollo de habilidades sociales y su comprensión constituyen por lo general una "destreza" para este síndrome. Una aproximación más focalizada en este aspecto del lenguaje puede darnos mucha información acerca de las destrezas comunicativas de la persona con síndrome de Down. Por ejemplo, es interesante saber que el factor sexo puede determinar en parte las mejores o peores habilidades pragmáticas en las personas con síndrome de Down. Algunas investigaciones muestran que las mujeres tienen mejores habilidades pragmáticas que los varones (Berglund, Eriksson, y Johansson, 2001).

Un aspecto relevante de las personas con síndrome de Down es que generalmente les gusta comunicarse (oralmente o no), lo que en cierto modo va a facilitar el tratamiento de las habilidades lingüísticas. En la intervención conviene apoyarse en las destrezas pragmáticas para poder trabajar las áreas que presentan mayor dificultad. Así, sus buenas habilidades con la comunicación no verbal, tanto en su producción como en su comprensión, pueden facilitar juegos de rol y de comunicación referencial, así como el trabajo con las relaciones espaciales y de cantidad asociadas al habla. En general, disponer de buenas habilidades de comunicación no verbal permite avanzar en el aprendizaje de las habilidades comunicativas. De este modo, por medio de la combinación de la modalidad visual-gestual y la modalidad oral-auditiva (comunicación bimodal) se facilitará el aprendizaje de la modalidad oral auditiva.

Las personas con síndrome de Down presentan, o pueden presentar como decimos, ciertas dificultades en el nivel pragmático que pueden limitar sus relaciones interpersonales y la comunicación. Así, se han descrito en la literatura científica las siguientes dificultades en este nivel:

a) No suelen realizar peticiones de ayuda o información en una situación en que deberían hacerlo.
b) No se realizan reparaciones de mensajes incorrectos.
c) Uso erróneo de los rituales de saludo.
d) Problemas en el mantenimiento de los turnos conversacionales (unas veces acaparándolo y otras no participando, etc.).
e) Problemas de empatía, dificultades para ponerse en el lugar del otro.
f) Limitaciones para interpretar las emociones.

4.5.1. Algunos ejercicios

Vamos a proporcionar algunos ejercicios que pueden utilizarse en las sesiones de logopedia para poder mejorar las competencias pragmáticas:

– *Juegos de rol.* Especialmente importantes para trabajar emociones, empatía, toma de turnos, normas sociales y rituales de saludos, en definitiva, para trabajar habilidades de teoría de la mente.

  Estos juegos pueden realizarse entre el logopeda y la persona con síndrome de Down o incluso a partir de láminas en las que se representen emociones que deben identificarse, o anticipar las mismas ante determinadas situaciones.

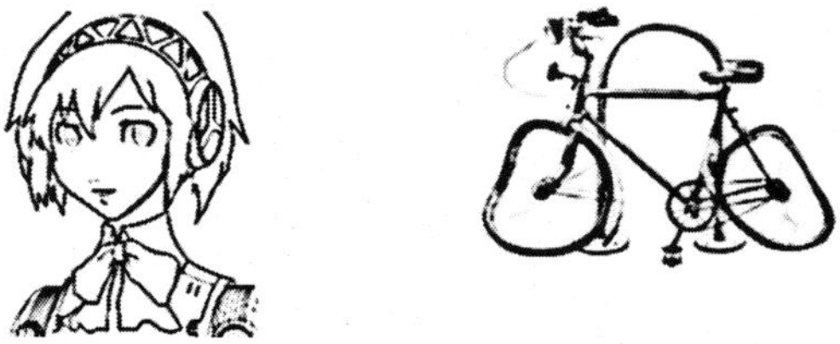

a) Cuándo el chico vea la bicicleta rota... ¿Qué cara pondrá? ¿Cómo se sentirá?

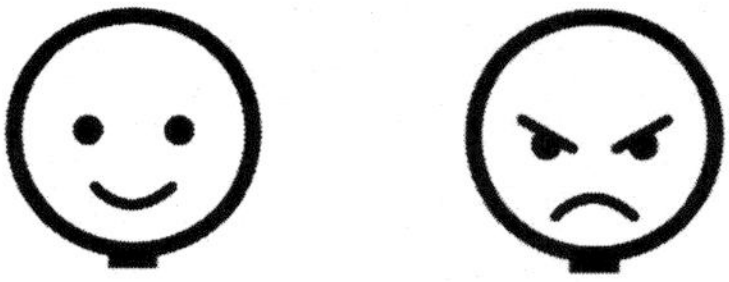

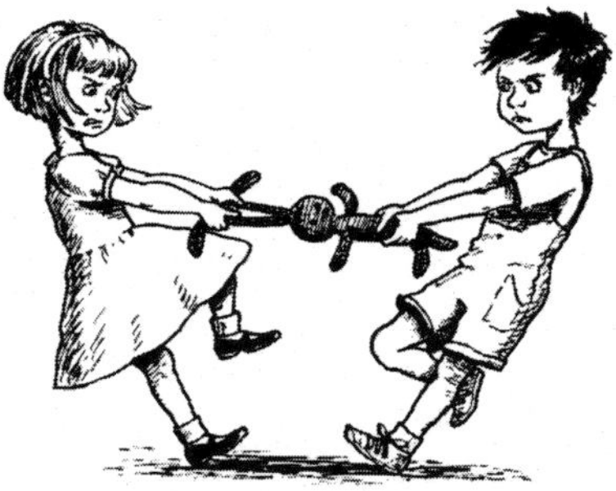

b) ¿Por qué están discutiendo estos niños? ¿Qué ha pasado? ¿Cómo se sienten?

Como decíamos, láminas en las que ocurran determinadas acciones son apropiadas. En todo caso, imágenes en las que suceden muchas acciones, poco habituales, imágenes publicitarias curiosas, fuera de lo común, donde pueda preguntarse al niño sobre lo que ocurre y las posibles emociones derivadas de la acción o situación, jugar a hacer muecas que expresen emociones y jugar a reconocerlas, como, por ejemplo, poner una cara y preguntar cuándo se pondría esa cara, o dar a elegir escenas donde seleccionar la más adecuada a una expresión facial determinada, todo ello son posibles actividades que podrían realizarse y que, además, resultan divertidas.

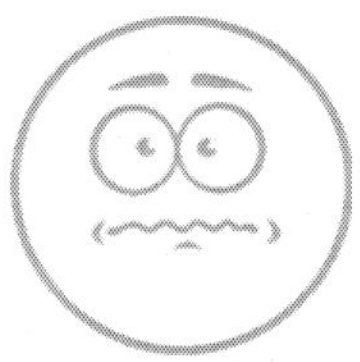

Mira esta cara. ¿Con qué dibujo de los de abajo la pondrías?

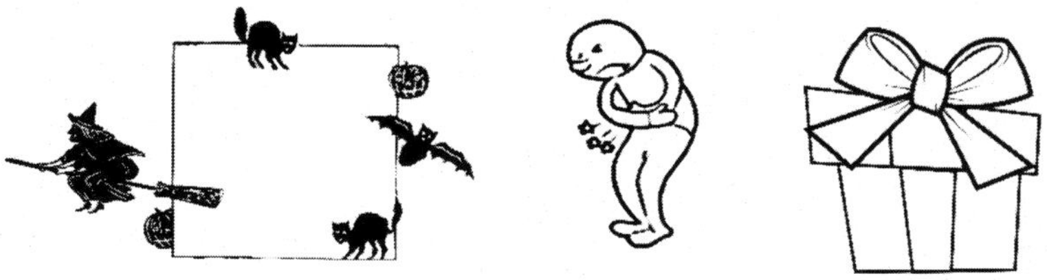

- *La petición de información y las reparaciones.* Son otro de los aspectos que se trabajarán dentro del ámbito de la pragmática dado que este es otro de los elementos que pueden verse afectados en las personas con síndrome de Down. Por medio de imágenes o emisiones absurdas se puede facilitar la petición de información; si se entrenan las habilidades para pedir información, el logopeda podrá comenzar realizando alguna pregunta que sirva de modelo para seguir trabajando con otras situaciones igualmente peculiares.

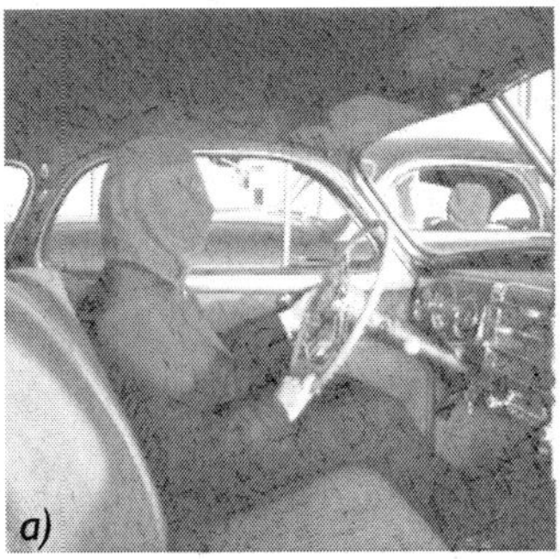

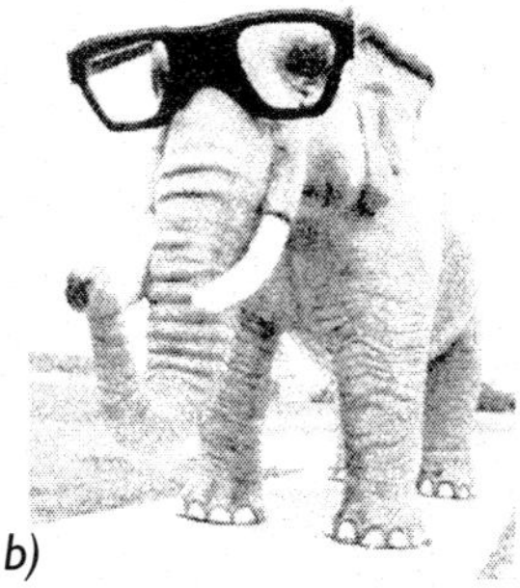

a) ¿Por qué el señor lleva la cabeza tapada? ¿Se puede conducir con la cabeza tapada?
b) ¿Qué es extraño en esta foto? ¿Puede un elefante llevar gafas?

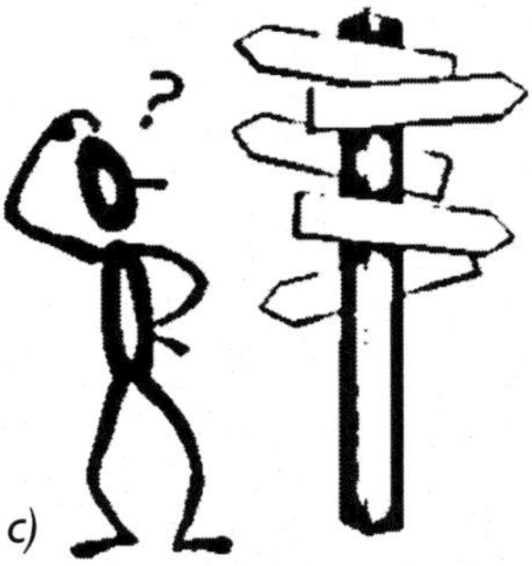

c) ¿Qué le sucede a este señor? ¿Cómo puede este señor saber a dónde va?

Esta actividad puede trasladarse sin problemas a contextos reales, y facilitará el desarrollo de estas capacidades al ser mucho más natural el contexto en que se produce el aprendizaje. En este caso podemos caminar y desorientarnos a propósito para tener que hacer algo que nos sea de utilidad. En esta situación la persona deberá decidir: ¿Llamo por teléfono? ¿Pregunto a una persona? ¿Cómo se hace tal cosa? A pesar de que me han explicado cómo llegar/qué hacer, no me he enterado ¿qué puedo hacer?

Es importante hablar con los tutores de las personas con que estemos trabajando, además de con ellos mismos acerca de qué situaciones son o pueden ser difíciles de sobrellevar.

En personas con gran autonomía que viajan en metro o en transporte público en general solos, el perderse en la calle puede suponer una situación de gran desasosiego. Entrenar en contextos naturales las acciones que llevar a cabo en situaciones de especial dificultad ayudará a afianzar su autonomía personal.

La petición de información puede trabajarse también por medio de la emisión de oraciones incompletas o la omisión de algún elemento fundamental para la comprensión del mensaje; se trata de un ejercicio muy similar al anterior, dado que nos centramos en el mismo objetivo, a saber, facilitar que las personas con síndrome de Down demanden información clave. Las oraciones deberán ser preparadas con antelación, porque es difícil improvisar aquellas que son adecuadas en un determinado momento. Por ejemplo, en un contexto de comida, bien en una conversación o bien ante algunas fichas, se puede decir: "Pues voy a comerlo porque me gusta mucho". De este modo, si el contexto es suficientemente interesante, la persona nos va a preguntar: "¿Qué es lo que vas a comer?". Se trata, en definitiva, de generar situaciones mediante estas frases incompletas –o ambiguas también– que obliguen a demandar más información, que es el objetivo que se está trabajando.

- *La conversación* es la forma más natural de poder trabajar la pragmática. Necesariamente implica a dos personas, aunque idealmente convendría que se realizara la intervención en grupo, pues la conversación se produce siempre en un contexto interpersonal. Cuando se trabajan las habilidades conversacionales se refuerzan también las habilidades sociales, dado que lo que hacemos es interactuar con el otro. En la conversación convergen diferentes elementos pragmáticos tanto de la comunicación no verbal como de la comunicación verbal.

Según Monjas (1993), la intervención de las habilidades comunicativas en poblaciones con dificultades en esta área deben contemplar los siguientes pasos:

- Inicio de conversación.
- Turnos de habla.

- Mantenimiento de la conversación.
- Finalización de la conversación.
- Integración en otras conversaciones.
- Conversaciones de grupo.

Sin embargo, para que la intervención sea eficaz, han de trabajarse previamente las funciones pragmáticas, presentes ya de forma muy protolingüística en los gestos deícticos de señalamiento para compartir o pedir cosas que realizan los niños en torno al año de vida. Si las funciones comunicativas fallan, fallará la conversación, porque, en definitiva, las funciones pragmáticas implican intencionalidad a la hora de comunicarse, si no hay intencionalidad, no habrá diálogo.

En general podría decirse que existen muchos ejercicios para trabajar conversación, pues esta es fácil de desarrollar simplemente cuando preguntamos por cuestiones del interés de la persona o por lo que ha hecho el fin de semana, pero podemos específicamente trabajar diferentes aspectos conversacionales utilizando *role-playing*, el uso de fórmulas de cortesía o simular una entrevista a un famoso; por otro lado, se pueden trabajar ejercicios de preguntas y respuestas, o expresión de opiniones sobre un tema concreto, una historia, o una película, entre otros.

En el contexto conversacional lo interesante es que los papeles de cada interlocutor van cambiando en función de si es receptor o emisor, por lo que es muy conveniente reforzar la comunicación no verbal hacia el otro, aspecto de la comunicación en que esta población demuestra ciertas habilidades y que conviene reforzar.

En la conversación se trabajarán los turnos conversacionales. La alternancia de turnos conversacionales debe ser objeto de intervención con las personas con síndrome de Down, dado que pueden no respetar los turnos –a veces interrumpen el turno en demasía o mantienen su propio turno en exceso–. Cuando interrumpan, se hará notar que eso no se hace o cuando ellos hablen se puede imitar su conducta errónea interrumpiéndoles para hacerles ver posteriormente que no es adecuado interrumpir a los otros cuando hablan. También se trabajará la inhibición de temas perseverativos, muchas veces el exceso de mantenimiento de turno obedece a que están hablando de un tema de especial interés (obsesivo) por su parte y que no quieren dejar de hablar de este.

Resulta complicado acotar el trabajo a un aspecto concreto de la conversación, pero no podemos trabajar todos los objetivos a la vez, porque eso superaría las capacidades de la persona en una tarea ya de por sí lingüísticamente compleja. Por el contrario, lo oportuno será centrarse en un único objetivo. Podemos, por ejemplo, aprovechar estas perseveraciones para conversar y trabajar la toma de turnos. Así, podemos consensuar un gesto discreto que indique cuándo el turno empieza a no respetarse y, en el caso de ser posible tanto por las habilidades intelectuales como por el tiempo y materiales que disponemos, hacer uso de vídeos en los que nos basemos para analizar algunas conversaciones.

4.6. Intervención en lectoescritura

Como ya se ha comentado en capítulos anteriores, los niños con síndrome de Down suelen aprender y desarrollar la lectoescritura cada vez de forma más temprana, en algunos casos, de hecho, durante los últimos años de la Educación Infantil o los primeros años de la Educación Primaria. La intervención va a depender en un primer momento, del método de lectoescritura que se utilice. En este caso, se van a proponer diferentes actividades en función del método usado.

4.6.1. Aprendizaje método global

Como se ha comentado, la intervención en lectoescritura en las personas con síndrome de Down no es igual a la que suele llevarse a cabo en los niños con desarrollo típico. En el caso de la población con síndrome de Down suele trabajarse con un concepto menos analítico y más global de la lectura; algo más similar por tanto a como se aprende a leer en lenguas fonológicamente opacas como el inglés o francés, por ejemplo.

Para alcanzar una buena destreza lectora partiendo de enfoques globales, se pueden realizar diversas tareas. Lo más elemental, pero muy útil y que sirve de pilar a los demás ejercicios, consistiría en partir de pequeñas cartulinas tipo cuartillas en las que se pegan o dibujan diferentes imágenes que están relacionadas con el vocabulario cotidiano y funcional del niño: familiares (papá, mamá, su propio nombre), alimentos (agua, leche), juguetes, etc. El nombre de cada objeto se pone debajo de cada imagen. El logopeda y el niño irán señalando cada uno mientras los nombra. Después, pedirá al niño que los nombre él. Además, se hará otro ejercicio de "lectura" de todos los dibujos. Con este ejercicio global se irán introduciendo poco a poco palabras nuevas. Es importante no saturar inicialmente al niño con demasiadas palabras e ir incorporando las nuevas palabras cuando las anteriores ya estén consolidadas, es decir, la idea es aprender a identificar bien unos patrones para, solo posteriormente, introducir otros nuevos. Tal y como señalan Troncoso y Del Cerro (1998), los criterios para la selección de las palabras son los siguientes:

1. Cada palabra debe tener un significado claro, conocido por el niño. Esto sucede habitualmente con los nombres de sus familiares próximos y con los de los objetos de uso común, que él conoce y usa a diario en su vida real. Además de conocidos, son usualmente los más funcionales.
2. Se deben seleccionar aquellas palabras que puedan representarse gráficamente de forma clara. Por tanto, "paz" no sería apropiada mientras que "coche" sí lo sería.

   Además se tratará de elegir aquellas palabras que gráficamente se distingan bien unas de otras. En un principio es fácil, aunque conforme aumenta el vocabulario será más difícil. Así, un buen repertorio según este punto será "mamá, Carlos, leche, pan, baño", mientras que otro menos oportuno, por la interferencia que podría ocasionar, sería "cama, mama, comer, correr", etc. Como se puede ver, en esta segunda lista el parecido gráfico –y fonológico– es mucho mayor que en la primera lista. Desde luego es solo un criterio y es imposible conseguir que no existan parecidos entre las palabras que se vayan a enseñar, pero en la medida de lo posible es recomendable comenzar con términos con grafemas muy diferentes entre sí. Este criterio es el opuesto al que se adopta cuando se enseña a leer por métodos más analíticos en los que, a partir de una misma consonante, el alumno debe aprender las 5 combinaciones de dicha consonante con las vocales, siendo consiguientemente su representación gráfica muy parecida.

3. Preferentemente se elegirán palabras cortas. Dado que son limitadas las palabras monosilábicas que correspondan a elementos que conoce un niño con síndrome de Down, es preciso seleccionar palabras de dos sílabas. Inicialmente se elegirán palabras con sílabas directas, que son además las más frecuentes. Poco a poco se incorporarán algunas sílabas inversas y palabras de tres y cuatro sílabas.
4. A medida que la persona progresa, cuando ya reconoce con soltura de 30 a 40 palabras, conviene elegir aquellas que comiencen con letras del alfabeto que todavía no ha visto en posición inicial de palabra. De este modo, se irá completando el "abecedario", conforme al que irán clasificándose todas las palabras que maneja por orden alfabético. Este pequeño abecedario, además de servir de "archivo", facilita el aprendizaje "natural" de los nombres de las letras que permitirá después un fácil deletreo, así como el uso del diccionario.
5. Otro criterio utilizado a la hora de elegir nuevas palabras, en relación con puntos anteriores, consiste en seleccionar aquellas que el niño usa con más frecuencia en su vida ordinaria, así, también, se facilita su expresión verbal.
6. Con el objetivo de coordinar y consolidar los aprendizajes, se pueden elegir palabras que incluyan conceptos (tamaño, forma y colores), adjetivos y otras que pueden ser clasificadas por categorías (alimentos, juguetes, animales, etc.).

Se proporcionan a continuación una serie de ejercicios para trabajar la lectura global:

a) Asociación o emparejamiento de las tarjetas-foto con sus tarjetas-palabra.

b) Asociación de las tarjetas-palabra con las tarjetas-palabra que son iguales (o, en etapas posteriores del aprendizaje, que se parecen por los rasgos que les indiquemos como, por ejemplo, que comiencen igual).

c) Clasificación de todas las tarjetas que son iguales. Se necesitan 4 o 5 tarjetas de cada una de las palabras.

d) Selección: se pide al niño que seleccione la tarjeta-palabra que se nombra.

e) Denominación: se pide al alumno que mire y diga el nombre de la palabra que está escrita en cada una de las tarjetas que se le muestra.

Para la realización de estas tareas previamente se habrá realizado un ejercicio explícito de relación dibujo-palabra. Una vez que estas asociaciones se han producido, se realizarán los ejercicios mencionados para afianzarlas.

Troncoso y Del Cerro (1998) proponen también diferentes actividades que merecen la pena ser comentadas cuando se trabajan con tres o más tarjetas. Se sigue la lógica arriba mencionada con las anteriores tareas.

1. Colocar las tarjetas-foto sobre la mesa en una o dos filas. Se entrega al niño una tarjeta-palabra para que la coloque encima de la palabra escrita en la tarjeta-foto correspondiente. También se le pueden ofrecer al mismo tiempo todas las tarjetas-palabra y que él elija una cada vez y la coloque en el sitio que corresponda.
2. Se le entregan al niño tarjetas-palabra repetidas, como mínimo cuatro de cada palabra. Tendrá que clasificar todas las tarjetas, agrupando las que son iguales, en tantos grupos como palabras diferentes haya. Se empieza trabajando con dos palabras diferentes. No conviene hacerlo con un número excesivo de palabras.
3. Se disponen sobre la mesa las tarjetas-palabra que el niño está aprendiendo. El logopeda le pide una y él tiene que seleccionarla y entregársela.
4. Se entregan al niño las tarjetas-palabra, el logopeda se queda con las tarjetas-foto. La actividad consiste en que el niño tiene que coger una de las que tiene en la mano, leerla y pedirle al logopeda, nombrándola, la tarjeta-foto correspondiente.

5. Se puede invertir el orden, entregarle al niño las tarjetas-foto y el logopeda se queda con las tarjetas-palabra. Ahora le toca pedir al logopeda, pero en lugar de decir el nombre, le dice "Dame esta...", enseñándole unos segundos una de las tarjetas. El niño debe mirar, reconocer y retener dicha palabra para buscarla entre sus tarjetas.
6. Se ponen encima de la mesa todas las tarjetas-palabra en un único montón y vueltas hacia abajo. Se reparten las tarjetas-foto entre niño y logopeda. Por turnos se coge una tarjeta del montón, se lee y si se tiene la tarjeta-foto se coloca encima, si no, se vuelve a dejar en el montón y "gana" quien acaba antes su asociación.
7. El logopeda va enseñando al niño las tarjetas-palabra para que las lea. Si lo hace correctamente, la tarjeta se la queda el alumno, si no la reconoce, la tarjeta es para el logopeda y "gana" el que tiene más tarjetas. Si el logopeda ve que el alumno ha cometido muchos errores puede darle "otra oportunidad". En esta ocasión, cuando el alumno no lea una palabra se le ayuda con pistas como "Es un animal", "Sirve para...", hasta que dé la respuesta correcta y obtenga todas las tarjetas.

Todas estas tareas y todas las que el logopeda pueda generar en sus sesiones con esta lógica son de naturaleza global, pues lo que se pretende es asociar los dibujos con sus palabras escritas sin atender a aspectos internos de las palabras, como las sílabas, por ejemplo. Sucede, no obstante, que este procedimiento de aprendizaje es limitado, ya que no puede conseguirse el reconocimiento de todas las palabras de este modo y, por tanto, es necesario trabajar también un enfoque algo más analítico. Para ello, y aún más considerando las características del español, las sílabas tendrán una importancia capital.

4.6.2. Aprendizaje de sílabas

Una vez que ha empezado a consolidarse el método global y el número de palabras que se reconocen sea relativamente amplio, se pasaría al aprendizaje de las sílabas. Es importante que la incorporación de sílabas vaya produciéndose gradualmente, y, a ser posible, siguiendo el ritmo de adquisición de las sílabas que se sigue en su centro educativo. Hay que tener en cuenta, además, que el aprendizaje de las sílabas supone un cambio importante por el grado de abstracción, más costoso de aprender, y porque el material suele ser más aburrido. Se utilizará bastante en esta etapa la repetición, se modificarán unas sílabas mientras que otras permanecen inalteradas. Siempre que sea posible, se aconseja que el aprendizaje de las sílabas venga acompañado de una asociación. Por ejemplo, si se está enseñando las sílabas directas –/pa/, por ejemplo–, es buena idea ayudarse de palabras cotidianas, en este caso podría ser /papa/. Es conveniente utilizar las palabras que se hayan trabajado en la etapa global anterior, de este modo, si en la etapa anterior se ha aprendido la palabra "perro", se asociará /pe/ a esta palabra en lugar de a cualquier otra, como "pera", por ejemplo.

Algunos ejercicios que se pueden trabajar para el aprendizaje de las sílabas son:

- *Lotos de sílabas.* De modo similar a como se hacía con palabras, una actividad sencilla es crear una pequeña cartulina donde el niño tenga que ir tachando aquellas sílabas que el logopeda vaya diciendo. Por ejemplo, "tacha /pa/ como en /papa/".
- *Ejercicios de conciencia silábica.* Se enseña a contar sílabas en palabras inicialmente bisílabas o monosílabas; se le solicitará que diga palabras con dos sílabas, tres, etc. En relación con la conciencia fonológica, y dentro de esta, la silábica, se podría pedir que dijera palabras que comenzaran por tal o cual sílaba o que dijeran si tales o cuales palabras comienzan igual que otra dada a modo de ejemplo.
- *Ejercicios de emparejamiento de sílabas iguales.* En este caso se le proporciona una sílaba que deberá localizar en un "mar" de sílabas. Es importante que no haya demasiados distractores, a saber, que la "sopa de sílabas" no sea muy grande. Además, es prudente que las sílabas que haya, y que funcionen como distractores, sean claramente distintas a la que solicitamos para evitar la comisión de errores. Solo cuando se haya progresado claramente se añadirán sílabas más similares al objetivo.

Posteriormente, cuando el niño vaya adquiriendo mayor automatización lectora conviene introducir al mismo tiempo el trabajo de la comprensión lectora para darle una funcionalidad al aprendizaje. No obstante, ya desde el principio hay que tratar de que la persona sienta que está comprendiendo, es decir, no se trata de un juego en el que hay que aprender algo porque sí, sino que hay que hacerle consciente de que los ejercicios de lectura le están permitiendo saber cosas nuevas y tienen funcionalidad. En este sentido, si el niño puede elegir qué comer después de haber leído dos o tres posibles frutas, entonces verá que leer le resulta útil, que sirve y que, por tanto, hay que aprenderlo.

Los niños con síndrome de Down, en cuanto al aprendizaje de la lectoescritura, hacen uso de estrategias y materiales que bien pudieran tener los logopedas para intervenir en otras áreas. Por ejemplo, es evidente que materiales específicos para trabajar en dislexia o trastornos lectores podrían tener un uso adecuado ahora. Por tanto, los materiales que se utilicen pueden ser iguales a los que se usen con el resto de la población que acude a consulta logopédica (cartillas, fichas, etc.), siempre intentando adaptarlos a su nivel evolutivo y personal. También los materiales propios de la enseñanza de la lectura en población con desarrollo típico pueden ser adecuados si se adaptan, pero debemos tener presente, como se ha dicho anteriormente, que mientras que en los niños con desarrollo típico el aprendizaje de la lectura sigue una evolución muy analítica, en el caso de las personas con síndrome de Down este es más global. Por tanto, si bien podemos hacer uso de muchos materiales normalmente comercializados, lo cierto es que van a precisar o bien adaptaciones o bien una cuidada evaluación previa por parte del logopeda para ver su pertinencia en cada caso y en cada momento. No obstante, conviene tener en cuenta las palabras de Troncoso y Del Cerro (1991) cuando recuerdan que no se ha de esperar a una edad mental de 6 años para iniciar un programa de lectura, ni tampoco hay que esperar a que sea un niño verbal.

4.6.3. Escritura

La mayoría de autores que trabajan con síndrome de Down recomiendan que el aprendizaje de la escritura se produzca posteriormente al de la lectura. Además de que se deben tener en cuenta las características físicas de esta población (dedos más cortos, mayor hipotonía, menor flexibilidad, etc.), es importante contar con otra serie de prerrequisitos adicionales que permitan desarrollar la escritura (Troncoso y Del Cerro, 1998) como son:

a) Que el niño sea capaz de sujetar el instrumento de escribir entre el pulgar y los otros dedos.
b) Que el niño sea capaz de realizar algunos trazos o garabatos siguiendo con la mirada los movimientos de su mano.
c) Que el niño haya comprendido y pueda no rebasar con sus trazos la superficie del papel.
d) La maduración general del sistema nervioso, en relación con el conjunto de actividad motora.
e) El desarrollo general en relación con el tono, la postura y la coordinación de los movimientos.
f) El desarrollo de la motricidad fina o habilidad manual.

Algunos ejercicios que se utilizan teniendo en cuenta el orden de dificultad son los siguientes:

- *Ejercicios de psicomotricidad.* Son especialmente recomendables los ejercicios de meter, sacar, empujar, tirar, enfilar, rasgar, amasar, golpear, teclear, apretar, enroscar, desenroscar y enrollar. Todos ellos sirven para desarrollar la precisión, la fuerza, la coordinación ojo-mano, el control de la tensión y la relajación. Materiales como plastilinas son muy útiles y divertidos. La motricidad fina debe ser trabajada extensa e intensivamente. Los ejercicios clásicos de caligrafía son un modo aceptable de trabajarlo, pero conviene evitar la monotonía y el aburrimiento.
- *Ejercicios de los primeros grafismos con la utilización de colores, ceras, rotuladores, etc.* Se puede usar el sombreado de palabras o sílabas conocidas ya o de dibujos también.
- *Ejercicios de trazos.* Inicialmente se comenzará con trazos verticales para pasar posteriormente a los horizontales. Le seguirán trazos en forma de cruz, seguidos de trazos de ángulos y cuadrados, trazados de diagonales, trazado del círculo y comienzo de la grafía de líneas curvas para finalmente terminar en trazados de "caminitos".

- *Ejercicios de escritura de sílabas*. Es preciso percatarse de que reconocer sílabas o palabras (como en la lectura) no es lo mismo que representárselas en la memoria y luego escribirlas, que es lo que ahora se trabajará y resultará mucho más complejo. Por tanto, se desarrollará una tarea inicial de copia.
- *Ejercicios de escritura de palabras*. Se indica lo mismo que en el apartado anterior, pero con el matiz de que podría proporcionarse solo una parte de la palabra y eliminar otra, de modo que vayan escribiendo una parte mediante copia y otra pequeña mediante su representación en memoria.
- *Ejercicios de dictado*. Esta tarea es ciertamente compleja y requerirá de unas habilidades ya muy desarrolladas, pues se trata de una tarea en la que, además, la memoria a corto plazo tiene un papel fundamental.

Al igual que se ha comentado en el apartado de lectura, las actividades y los materiales no tienen por qué ser necesariamente distintos de los que se usan con niños de desarrollo típico, por lo que existen muy variados materiales que nos pueden ayudar a desarrollar estas áreas. Sí es importante hacer ver que, aunque las tareas propias de la escritura de palabras puedan tener que retrasarse con respecto al desarrollo de ciertas habilidades lectoras, esto no significa que no se puedan comenzar antes las tareas propias de grafomotricidad. Estas son fundamentales para la escritura posterior, de modo que podemos anticiparnos a ello y avanzar en ellas para preparar la escritura propiamente cuando llegue el momento oportuno.

4.7. Memoria de trabajo

La memoria de trabajo es la habilidad de mantener y manipular información recién presentada. Este tipo de memoria se utiliza en el día a día para recordar planes o consignas de lo que hacer a continuación, retener información y operar con ella, etc. En definitiva, la memoria de trabajo nos permite mantener la información activa para poder acabar con éxito una tarea.

Los estudios hasta la fecha parecen mostrar que la memoria de trabajo relacionada con la información verbal no constituye precisamente una de las fortalezas del síndrome de Down, a diferencia de lo que sucedería con la memoria de trabajo visual y espacial, que estaría aparentemente preservada. La relevancia de la memoria de trabajo fonológica está fuera de toda duda puesto que no solo se relaciona con habilidades lingüísticas orales, sino que se relaciona también con la comprensión lectora.

El trabajo en memoria de trabajo es muy relevante y, por tanto, debe ser acometido. No obstante, debemos ser conscientes de que no existe evidencia científica específica para el síndrome de Down que demuestre que el trabajo en memoria de trabajo beneficie las habilidades lingüísticas. Pero, pese a la falta de dicha evidencia a nivel experimental, a nivel teórico y práctico sí se puede avalar su desarrollo y, por tanto, a la espera de las publicaciones que lo demuestren científicamente, se pueden realizar algunas tareas concretas como las siguientes:

Si la persona tiene una base de lenguaje escrito suficiente, el juego puede consistir en buscar determinadas palabras o sílabas en un texto más o menos largo –que no tiene por qué leerse–. También se pueden presentar auditivamente palabras (una, dos, tres o más, en función de las capacidades de la persona) que deberán encontrar posteriormente en una lámina. Se combinan de este modo aspectos de memoria de trabajo fonológica y visual.

TI	FE	ES	EL
FO	TE	CE	FA

Figura 4.2. Busca /te/.

Para poder desarrollar la memoria de trabajo resulta también muy interesante centrarse en las relaciones entre información nueva e información conocida. Por ejemplo, se puede presentar una nueva palabra con su definición y preguntar con qué otras palabras podemos juntarla de otras varias que ya conoce y que le presentamos de forma visual y auditiva, realizando de este modo asociaciones nuevas y conocidas. El mismo ejercicio puede practicarse en el aprendizaje de la lectoescritura asociando los grafemas a los fonemas e identificándolos en diferentes palabras como se muestra a continuación:

Opción 1: Busca las palabras que tienen /s/ Opción 2: Señala las palabras que tienen este sonido: [s]

CAJA - FALSO - CRISTAL - SARTÉN - OREJA - SUS - MESA

Existen multitud de variaciones de la tarea anterior que pueden dar mucho juego para una intervención rica y variada. Así, por ejemplo, podemos decirle unas palabras (puede ser incluso tan solo una) y decirle que repita solo aquellas que tienen tal sílaba o cual sílaba (en el caso de ser una única palabra la repetiría o no en función de si tiene o no esa sílaba). Cuando la sílaba es la inicial, la tarea será más fácil que cuando la sílaba es intermedia. También la frecuencia de las palabras o la longitud tendrán influencia sobre los resultados. En relación con esta última propuesta, la tarea de repetición de dígitos, que consiste sencillamente en proporcionar oralmente secuencias de números y solicitar que los repita, es un ejercicio clásico que puede usarse también. Sin embargo, esta tarea, muy común, es no solamente poco ecológica, sino poco lingüística también. Más allá de su utilidad para evaluar destrezas –es usada en varios test de inteligencia– no creemos que esta tarea deba ser la que más debamos usar pese, como decimos, a lo extendida que está. Otras tareas como las anteriores, en sus múltiples versiones, o las que describiremos a continuación son más apropiadas.

La creación de pequeñas narraciones coherentes y organizadas a partir de una serie de palabras presentadas de forma visual o auditiva es un ejercicio productivo y reforzador. Se trata de una tarea más compleja en cuanto que pone en juego habilidades que van más allá de las meras palabras o frases –sobre todo si la relación entre las palabras no es obvia–. La coherencia y cohesión son habilidades textuales de difícil manejo. En este sentido resulta evidente que será importante mantener siempre el apoyo visual para que sirva de ayuda, e incluso proceder de algún modo en el que se indique qué palabras se han usado y qué palabras quedan por usarse.

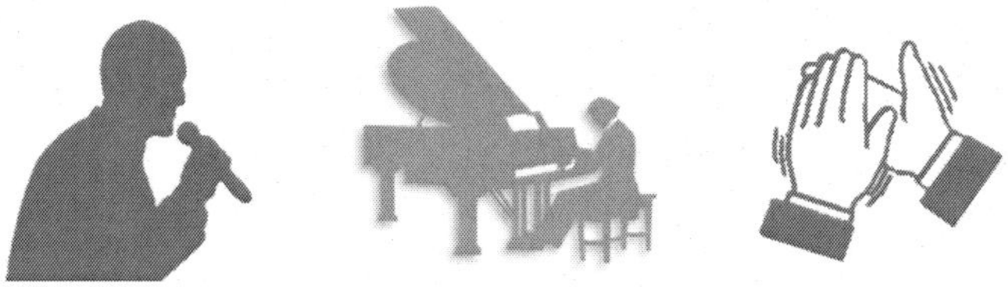

FIGURA 4.3. Formamos un mensaje.

Otros ejercicios consistirían en dividir la información en unidades más pequeñas, claras y precisas, que permitan que la memoria de trabajo retenga esa información durante un lapso breve de tiempo, en lugar de dar órdenes largas y complejas, que no se retendrán en esa memoria de trabajo. Se irá prolongando poco a poco el número de unidades informativas proporcionadas; así, por ejemplo, se podría dar una secuencia de órdenes: *coge el cuaderno y ponlo en la mesa / coge el cuaderno y ponlo en la mesa con el lápiz / coge el cuaderno y ponlo en la mesa con el lápiz y el borrador / coge el cuaderno y ponlo en la mesa con el lápiz y el borrador, luego sal al patio*. En relación con esto, aunque algo modificado, se pueden dar, por ejemplo, instrucciones que seguir pero que no sean directas, sino que supongan a las personas una elaboración de la información. Por tanto, en lugar de decir "Tráeme el lápiz y abre la puerta", donde la información es directa, se podría solicitar "Coge de la mesa el objeto que empieza por b- y lo pones encima del libro"; de este modo, se pueden proporcionar una serie de instrucciones graduando la dificultad en función, precisamente, de la elaboración que se les pida.

Resumen

En el proceso de intervención será necesario atender a las características individuales de la persona, sin olvidar las características generales que describen a las personas con síndrome de Down. Por ello, el proceso de intervención consistirá, por un lado, en la estimulación general del lenguaje y, por otro, en la estimulación focalizada en las áreas de mayor dificultad valiéndonos de las más preservadas.

Las actividades que se realicen durante las sesiones de tratamiento logopédico deberán ser de duración corta. En este sentido es recomendable que los ejercicios sean sencillos, fáciles y dinámicos para que la motivación sea mayor y los aprendizajes más estables y rápidos, para lo que también habrá de ejercitarse la memoria de trabajo. Un objetivo puede trabajarse con distintas tareas, de modo que deberemos hacer uso de ellas para el trabajo de un objetivo.

Una de las destrezas más preservadas de las personas con síndrome de Down es a nivel de memoria visual, por lo que es recomendable apoyarse en material visual para el aprendizaje. Para el vocabulario y oraciones, las láminas y dibujos serán materiales adecuados; para los aspectos de articulación y fonológicos, así como para el aprendizaje de la lectoescritura, la palabra complementada (sistema ortofónico que se basa en la visualización de los fonemas) constituye una herramienta de gran utilidad.

En general, el programa de intervención tendrá en cuenta el trabajo en los siguientes aspectos:

- *Percepción auditiva:* por las dificultades en la discriminación auditiva de los sonidos del habla; problemas con el volumen de voz y el tono.
- *Habla:* respiración, soplo, tono, movilidad de los elementos que intervienen en la articulación de los sonidos. Todo ello dirigido a mejorar la inteligibilidad del habla.
- *Lengua:*

  a) Ampliar el vocabulario, especialmente expandir los significados de las palabras y asociarlos a diversos contextos y situaciones, hacer hincapié en el vocabulario relacional (comprensivo y productivo).

b) Trabajar los aspectos de morfología flexiva del verbo, de concordancia de la frase nominal, comprensión y uso de preposiciones y adverbios (lo que en realidad es trabajar el vocabulario funcional).

c) Trabajar aspectos de estructura sintáctica como expansión de los enunciados (evitando frases inacabadas), oraciones correctas aunque sean simples, elusión de monosílabos.

d) Trabajar la comunicación referencial y los dobles significados, así como la coherencia y la cohesión de sus emisiones.

– *Lectoescritura:* basándonos inicialmente en un aprendizaje global, debemos pasar posteriormente al nivel de sílaba, asociando estas a palabras antes trabajadas. Los prerrequisitos de la escritura, como el tono muscular correcto o la prensión correcta del útil, deben trabajarse no solo con materiales lingüísticos, sino también con materiales como plastilinas, punzones, etc.

Caso clínico

Los padres de Alba acuden a una clínica logopédica para que se evalúe a su hija, que ahora tiene cuatro años y dos meses. A nivel general, los padres comentan que comenzó a gatear a los 20 meses, a andar a los dos años y que controló esfínteres a los tres años. Presenta un retraso madurativo de 1 año y 4 meses.

Respecto a los aspectos comunicativos-lingüísticos se objetiva un retraso en el desarrollo del lenguaje. En concreto se observan mecanismos de simplificación fonética –omisión de fonemas y silabas–. Se observa también dislalia en el fonema /r/ y en los sinfones vibrantes. Emite palabras y combinaciones de dos palabras aunque es capaz de repetir y completar frases cortas. Es habladora, pero solo en el ambiente familiar.

Como es común en el síndrome de Down, su nivel de comprensión es mejor que el de expresión; es capaz de seleccionar objetos que se le piden oralmente y de comprender órdenes.

En cuanto a los aspectos motores y de esquema corporal, Alba se señala en sí misma y en otros las partes del cuerpo que se le indican. Presenta lateralidad derecha. Realiza con dificultad el picado sin salirse de la línea, el recortado y repasado de líneas rectas, curvas y quebradas.

Por lo que respecta al desarrollo perceptivo-cognitivo, discrimina y agrupa por colores. Conoce sus nombres también. Además discrimina y encaja las formas básicas geométricas. Igualmente, conoce sus nombres. Reconoce conceptos básicos.

Centrándonos puramente en las características lingüísticas, se procedió a realizar un programa de intervención individual para la niña basado en los siguientes objetivos:

Área de expresión oral

Fonética-fonología:

- Aumentar la inteligibilidad del habla. Para ello no solamente nos centraremos en estimular la articulación de fonemas y posteriormente sílabas que no produce, sino que reforzaremos la articulación de fonemas que produce más correctamente. Se hará hincapié inicialmente en un trabajo fonológico para posteriormente trabajar fonéticamente el objetivo de reducir los mecanismos de simplificación y omisión de segmentos fonéticos-fonemas y sílabas.
- Mejorar la coordinación y tono de los órganos articulatorios, así como el control respiratorio.

Morfosintaxis:

- Conseguir la aparición de la estructura artículo + nombre + verbo.
- Conseguir la correcta flexión de género y número nominal y verbal así como de los tiempos verbales.
- Completar frases sencillas utilizando nuevos elementos.
- Trabajar la estructura sujeto + predicado.
- En definitiva, todo lo anterior irá encaminado a lograr la combinación de tres y cuatro palabras, lográndolo siempre en una correcta estructuración de la frase.

Lexicosemántica:

- Incremento de vocabulario pasivo y activo.
- Ser capaz de agrupar palabras según campos semánticos.

Pragmática:

- Se tratará de lograr una comunicación lo más funcional posible.
- Incrementar la iniciativa comunicativa y el uso del lenguaje oral en ambientes no familiares.
- Utilizar principalmente el lenguaje oral como medio fundamental de comunicación.
- Utilizar mecanismos de petición en su lenguaje espontáneo.

Se tuvo en cuenta que los niveles de atención, percepción y memoria de la niña eran buenos, aunque la formulación de estos objetivos relacionados con prerrequisitos que influyen en el desarrollo del lenguaje fueron incluidos en el programa de intervención propuesto por el psicólogo y el maestro de pedagogía terapéutica.

Una vez definidos los objetivos propuestos en cuanto a intervención, se tuvo en cuenta una serie de consideraciones. En primer lugar, el trabajo a nivel lingüístico se centró en trabajar los componentes pragmáticos puesto que a la niña le costaba mucho relacionarse con personas fuera de su entorno familiar. Cabe destacar que en muchos casos este trabajo va a ser prioritario con respecto a otros, ya que es más importante que la persona se comunique, aunque no se le "entienda" del todo bien, que no que permanezca aislada comunicativamente. Por ello, las primeras sesiones estuvieron dedicadas a la relación logopeda-paciente para que la niña sintiera un entorno de confianza y seguro con el profesional. En segundo lugar, y dadas las características de la niña, se consideró importante aumentar el vocabulario funcional tanto activo como pasivo (objetos de casa, del colegio, etc.). Este vocabulario fue trabajado en algunas ocasiones de manera conjunta con el área de sintaxis, puesto que la estructuración de los componentes de la oración se consideró un objetivo prioritario también. Se intervino la morfosintaxis especialmente de forma indirecta a través del modelado y la repetición.

El nivel fonético-fonológico no se tomó como prioritario por considerar su nivel suficiente como para poder centrarnos en otras áreas de mayor interés inicialmente.

Preguntas de autoevaluación

1. El área de la pragmática en el síndrome de Down:
   a) No está sujeta a intervención logopédica. ☐
   b) No es la más alterada y, por tanto, no debe intervenirse en ella. ☐
   c) Pese a no ser típicamente la más afectada debe incluirse en nuestra intervención. ☐
   d) Es la más alterada y, por tanto, debe incluirse en nuestra sesiones. ☐

2. El uso de pares mínimos en la intervención a nivel fonológico:
   a) Está recomendado, pero nunca haciendo uso de pseudopalabras. ☐
   b) No está recomendado por poder inducir errores fonológicos graves. ☐
   c) Está recomendado tanto mediante el uso de palabras como mediante el uso de pseudopalabras. ☐
   d) No se recomienda el uso de palabras, pero sí el de pseudopalabras por no generar errores léxicos. ☐

3. En la intervención a nivel morfosintáctico:
   a) Podemos hacer uso del test de Berko para los aspectos relativos al género y número. ☐
   b) Debemos plantearnos como medida principal aumentar en todo lo posible la longitud media de enunciado. ☐
   c) No debemos trabajar el uso de imperativos por ser demasiado complejos. ☐
   d) Debemos anteponer las frases complejas a las simples por ser las que más se utilizan en el lenguaje del día a día. ☐

4. La intervención a nivel articulatorio:
   a) Requiere de intervención en el tono, incrementándolo cuanto sea posible. ☐
   b) No requiere de coordinación fonorrespiratoria. ☐
   c) Requiere probablemente del incremento del tono, hasta unos niveles óptimos. ☐
   d) Se basa en ejercicios de conciencia fonológica. ☐

5. La intervención en contextos naturales:
   a) Debe evitarse en el síndrome de Down por ser demasiado complejo. ☐
   b) Debe fomentarse, pero solo en el caso de la intervención en pragmática. ☐
   c) Tiene ventajas fundamentales, como el buen control que tenemos sobre las situaciones o estímulos que se puedan dar. ☐
   d) Debe fomentarse en lo posible, sea en el área de intervención que sea. ☐

5 Guía para los padres

Bienvenidos a Holanda:

Me piden a menudo que describa la experiencia de criar y educar a un niño con una deficiencia. Para ayudar a la gente que no ha tenido esta experiencia tan especial a comprenderla y a imaginarse cómo es, es algo así:

Esperar un bebé es como planear un fabuloso viaje de vacaciones a Italia: compras muchas guías de turismo y haces unos planes maravillosos: el Coliseo, el David de Miguel Ángel, las góndolas de Venecia… También puedes aprender algunas frases en italiano. Todo es muy excitante. Después de meses de preparación, finalmente llega el día: haces las maletas y estás muy nervioso. Algunas horas después, en el avión, la azafata dice: "Bienvenidos a Holanda". "¿Holanda?", preguntas. "¿Cómo que Holanda?" ¡Yo pagué para ir a Italia! Toda mi vida he soñado con ir a Italia. Sin embargo, ha habido un cambio en el plan de vuelo, el avión ha aterrizado en Holanda y ahí tienes que quedarte. Así tienes que salir y comprar nuevas guías de turismo, incluso tendrás que aprender un idioma nuevo. Lo importante es que no te han llevado a un lugar horrible: se trata, simplemente, de un lugar diferente. Es más lento y menos deslumbrante que Italia, pero después de pasar allí algún tiempo y de recuperar la respiración, empiezas a mirar a tu alrededor y te das cuenta de que Holanda tiene molinos de viento, tulipanes, incluso Rembrandts… Pero todos tus conocidos están ocupados yendo y viniendo de Italia, presumiendo de los días maravillosos que han pasado. Y durante el resto de tu vida, te dirás: "Sí, ahí es donde se suponía que iba yo. Eso es lo que yo había planeado". Este dolor no desaparece nunca, porque la pérdida de este sueño es una pérdida muy significativa. Pero si malgastas tu vida lamentando no haber ido a Italia, nunca podrás ser libre para disfrutar de lo que es especial: las cosas encantadoras que ofrece Holanda.

Ya llevo más de una década en Holanda. Se ha convertido en mi hogar. He tenido tiempo para recobrar el aliento, para establecerme y acomodarme, y para aceptar algo diferente a lo que había planificado.

Mirando atrás, reflexiono sobre los años cuando recién arribé a Holanda. Recuerdo con claridad el golpe emocional, mi temor, mi ira, el dolor y la incertidumbre. Durante esos primeros años, traté de regresar a Italia, tal como lo había planeado, pero fue en Holanda donde debí permanecer. Hoy en día, puedo decir lo mucho que he andado en este viaje inesperado. He aprendido tanto. Pero este recorrido ha tomado su tiempo.

Trabajé duro. Compré nuevas guías de viaje. Aprendí un nuevo idioma y lentamente hallé mi camino en esta nueva tierra. Conocí a otras personas cuyos planes cambiaron, al igual que los míos, y que podían compartir mi experiencia. Nos apoyamos mutuamente y algunos se han convertido en amigos muy especiales.

Algunos de estos compañeros de viaje llevaban más tiempo que yo en Holanda y resultaron ser guías veteranos, ayudándome a lo largo del camino. Muchos me han alentado. Muchos me han enseñado a abrir mis ojos a las maravillas que pueden contemplarse en esta nueva tierra. He descubierto una comunidad que se preocupa. Holanda no era tan mala. Creo que Holanda está acostumbrada a viajeros extraviados, como yo, y se ha tornado en una tierra hospitalaria, que extiende la mano para dar la bienvenida, ayudar y apoyar a recién llegados como yo.

A lo largo de los años, me he preguntado cómo hubiera sido mi vida si hubiera aterrizado en Italia, como lo planifiqué. ¿Hubiera sido más fácil? ¿Hubiera sido tan enriquecedora? ¿Hubiera aprendido yo algunas de las lecciones tan importantes que he llegado a asimilar?

Cierto, este viaje ha sido más retador y a veces yo he pataleado y he exclamado para protestar y por frustración (y aún lo hago).

Y efectivamente, Holanda va a paso más lento que Italia y es menos llamativa que Italia. Pero también esto se ha convertido en una ventaja inesperada. De cierta forma, he aprendido

> a aminorar la marcha y a mirar más de cerca las cosas, ganando una nueva apreciación de las bellezas notables de Holanda, con sus tulipanes, molinos de viento y obras de Rembrandt. He llegado a querer a Holanda y a llamarla mi Hogar (Kinsgley, véase <http://www.our-kids.org/archives/Holland.html>, tomado de Garayzábal y Lens, 2013).

A lo largo de este capítulo vamos a centrarnos en la intervención con las personas con síndrome de Down desde el punto de vista de los padres. Gracias a los avances médicos y científicos que se han conseguido en las últimas décadas, cada vez se realiza un diagnóstico más temprano sobre la aparición del síndrome, lo que posibilita que los padres estén más "preparados". Aunque este diagnóstico precoz no exime del hecho de que exista un impacto inicial en la familia, especialmente en los padres, sí les permite prepararse psicológicamente para afrontar el nacimiento del niño con síndrome de Down. En este capítulo tratamos todas estas cuestiones.

5.1. Primeras reacciones

La llegada y el nacimiento de un niño con síndrome de Down supone una gran conmoción para los miembros de una familia: padres, hermanos, abuelos, amigos, etc. En los primeros momentos, muchos padres y familiares se sienten tristes tras el nacimiento de un bebé con síndrome de Down, ello pese a que generalmente son conscientes, gracias a las pruebas diagnósticas que se realizan, de que va a ser así. Inicialmente, en este primer momento la familia puede sentirse abrumada e incapaz de cuidar al recién nacido. Es muy natural que surjan muchos sentimientos encontrados, temores y una gran incertidumbre. Normalmente, las expectativas del progenitor ante la llegada de un hijo se concentran en la idea de que todo será "normal". Pero en algunos casos, estas expectativas se ven seriamente trastocadas por el impacto inicial del diagnóstico que engloba el concepto de síndrome de Down: discapacidad intelectual, retraso, etc. Con esta primera noticia es cuando la familia sufre un *shock* que, en la mayoría de los casos, deriva en una crisis. En este punto es importante destacar que se producen dos respuestas características fundamentales. Por un lado, el conflicto entre "lo que se esperaba" y la experiencia de la "realidad presente" e incertidumbre sobre el futuro. Por otro lado, la exigencia por parte de los padres y su necesidad respectiva de una adaptación instantánea para atender la problemática que se ha generado de manera inesperada.

Muchos ámbitos básicos en el funcionamiento de la familia pueden sufrir desequilibrios significativos, también en lo referido a sus relaciones con el exterior (laborales, vecinales, etc.). Con frecuencia aparecen sentimientos como la conmoción, el rechazo, la pena, la ansiedad o la culpa. De ellos, los predominantes y referidos en primer lugar son el dolor (67,4%), la amenaza para su proyecto de vida (16,57%); siguiéndoles a bastante distancia las vivencias de sorpresa o conmoción (7,73%) y las de impotencia (1,10%) (Brazelton y Sparrow, 1999; Contreras *et al.*, 2014).

- *Reacciones emocionales:*

  – *Dolor*: inicialmente algunos padres reaccionan emocionalmente manifestando el sentimiento de dolor, semejante a la pérdida de un ser querido. No es extraño encontrar que algunos padres refieran esta primera noticia como una de las peores de su vida. Normalmente, la opinión de las familias es unánime en cuanto a su reacción ante la presencia de la discapacidad en la familia y lo etiquetan como "no deseado", especialmente si la presencia del síndrome de Down se ha manifestado en el momento del nacimiento y no se conocía previamente tras las pruebas del embarazo. Esta situación, como ya hemos comentado, se asemeja a una pérdida irreparable, por lo que hay que tener esto muy en cuenta a la hora de ayudarles a enfrentarse a su realidad como padres o ante esa preparación psicológica, ya que la intensidad del vínculo afectivo que *a priori* se había creado con el niño, ahora se considera deteriorado. El impacto inicial del diagnóstico revela la dimensión y el efecto que provoca en las familias el nacimiento del niño con síndrome de Down en el proyecto de vida elaborado durante tantos meses.

- *Angustia*: próximo al sentimiento de conmoción, la angustia, ansiedad, temor o preocupación, son una serie de sentimientos negativos que se presentan ante la primera noticia. Los padres manifiestan angustia o ansiedad ante el nacimiento del bebé con síndrome de Down en la mayoría de los casos, además de otros sentimientos como preocupación o miedo e incertidumbre. Especialmente los padres presentan esta emoción ante el desconocimiento de lo que conlleva el síndrome y acerca de cómo debe afrontarlo.
- *Conmoción*: los padres transmiten en muchos momentos la sensación de haberse encontrado en estado de *shock* o bloqueados ante la noticia. Además, constituye un momento de confusión y en ocasiones manifiestan sensaciones de irrealidad, pues no terminan de creer que la situación les haya "tocado" a ellos.

Aparte de estas reacciones emocionales descritas, al *shock* o impacto inicial del diagnóstico le acompaña un periodo con distintas fases de reacción, adaptación y orientación si tenemos en cuenta el modelo teórico de crisis (Grunewold y Hall, 1979; citado en De Linares y Pérez-López, 2004). Este modelo considera que la crisis que sufre la familia en el momento inicial presenta un curso muy variable y desigual en función de las personas que la componen, su nivel de recursos y los apoyos que reciben. Cada familia está definida por un recorrido y proyección propios, un sistema de reglas y recursos compartidos que orientan su vida, que ahora tienen que rehacer, dado que se han producido circunstancias diferentes a las que inicialmente se esperaban. En esa nueva función de la familia hay que tener en cuenta la personalidad, los recursos e intereses de cada miembro de la familia y la calidad e intensidad de los soportes y ayudas que reciben de su entorno inmediato, de los profesionales que trabajan con ellos y de la comunidad de la que forman parte. No obstante, teniendo en cuenta los estudios realizados sobre este tema en los últimos años (Harnett, 2007; Skotko y Canal, 2004; Verdugo, 1999) parece que, a partir del impacto inicial, pueden identificarse tres tipos de procesos que afrontan la mayoría de padres, y que condicionan el estado emocional, la forma de pensar y la forma de actuar de las familias (Federación Estatal de Asociaciones de Profesionales de la Atención Temprana, 2011):

- La elaboración de un duelo como consecuencia del sentimiento de pérdida irrevocable del hijo soñado. Este duelo es necesario para que los padres puedan ir abriéndose a nuevos deseos e ilusiones.
- La acogida y vinculación con el niño real superando las dinámicas de extrañamiento que, como consecuencia del estigma creado, tienden a la exclusión social de la persona con discapacidad.
- La contención y manejo del estrés, sobrellevando la fatiga y la impotencia que generan las sobrecargas informativas, sociales e institucionales, de habilidades y tiempo de cuidados que demanda la crianza, educación y socialización de un hijo con discapacidad o con una dependencia importante.

El periodo de duelo suele estar acompañado de otras emociones y comportamientos característicos: incredulidad o negación, desesperación, miedo, pena, apatía, etc. Estas reacciones se producen a lo largo de un tiempo relativamente largo, sin que exista un patrón común de comportamiento o de manifestaciones. Lo que sí parece claro es que el duelo suele tener repercusiones importantes en la familia, que se traducen a través de distintos mecanismos: cambios en el estado afectivo-emocional, en la dinámica de pensamiento, en la presencia de somatizaciones y en los cambios a la hora de reaccionar y comportarse. Algunos de los signos y síntomas habituales aparecen en el siguiente cuadro:

Cuadro 5.1. *Estados afectivo-emocionales ante el diagnóstico de síndrome de Down*

Reacción emocional ante diagnóstico de SD
Incredulidad y negación
Desesperación y nostalgia
Desinterés por la realidad

[.../...]

Cuadro 5.1. *(Continuación)*

Reacción emocional ante diagnóstico de SD
Irritabilidad y resentimiento
Asentimiento
Reacciones y comportamientos
Cambios en los hábitos de sueño o alimenticios
Retraimiento y evitación social
Tristeza y ganas de llorar
Cambios en los patrones de actividad
Dificultad para iniciar las tareas diarias
Desinterés por hablar o indiferencia hacia las personas o cosas
Conductas temerarias

Fuente: Ponte, Perpiñán, Mayo, Milá, Pegenaute y Poch (2012).

Estas emociones de las que estamos hablando van a tener repercusiones más o menos duraderas en la familia. En la mayoría de estos casos, los sentimientos negativos van avanzando y cambiando gradualmente y no es necesario ningún apoyo específico. No obstante, hay que tener en cuenta que este proceso no sigue un patrón uniforme y establecido, lo que a veces puede llevar a mayores consecuencias como, por ejemplo, dificultad para la formación de un apego seguro.

Otro de los sentimientos que aparecen con gran frecuencia ante la primera noticia es el estrés. Esta situación de estrés viene delimitada entre otras cosas por el cuidado y la educación del niño con síndrome de Down. En general, la crianza de este colectivo puede suponer situaciones de dependencia e incertidumbre que afectan e implican cambios en la organización familiar y laboral a nivel psicológico, físico y social, especialmente cuando este cambio influye directamente o amenaza su vida de confort anterior. Autores como Lazarus y Folkman (1986) consideran que se producen dos procesos de valoración ante un suceso como este. En primer lugar, se lleva a cabo una valoración primaria, donde se analizan las consecuencias derivadas de la nueva situación (lo que va a ocurrir a partir de ahora, el cambio de vida, las nuevas necesidades, limitaciones, etc.). Este proceso es en sí mismo estresante dada la poca información que existe en la sociedad acerca de los pasos a seguir en este primer momento y la sensación de que alguna cuestión de relevancia no está siendo tenida en cuenta. Lo que en una situación de tipicidad va todo rodado, en una situación como esta requiere de muchos esfuerzos que unidos a las situaciones de dolor tristeza, etc., mencionadas, se van sumando poco a poco a la sensación de impotencia y genera un cuadro de gran ansiedad en los progenitores. Posteriormente se produce un proceso de valoración secundaria en el que los padres se evalúan a sí mismos en relación con su capacidad personal a la hora de afrontar la nueva situación. A veces, otro de los problemas que surgen es que hay que tomar decisiones al respecto de manera inmediata, donde los padres informan no sentirse suficientemente preparados. Por eso, en muchas ocasiones pueden recurrir a la ayuda de profesionales y especialistas que puedan ayudarles.

El estrés viene además determinado por la atención que el nacimiento de un hijo con síndrome de Down requiere en comparación a otros hijos, pues la exigencia a nivel físico y psicológico que se imponen los padres a sí mismos es mucho mayor. Este tipo de estrés se manifiesta fundamentalmente en las madres, ya que en un gran número de casos son las responsables habituales de los niños y asumen las sobrecargas que conllevan las rutinas de la educación, sustituyendo en algunos casos las funciones que debería hacer un profesional. Esta situación en ocasiones provoca que empiecen a aparecer los primeros problemas entre la pareja y entre distintos miembros de la familia.

Está claro, por tanto, que esta primera noticia supone un cambio a todos los niveles del núcleo familiar. No obstante, es de suma importancia destacar que después de todas estas fases, finalmente, la familia se ve capaz de afrontar satisfactoriamente la nueva situación (véase Romero y Morillo, 2002) a través de la reorganización y el reajuste de su sistema actual. Algunas de las actuaciones que se llevan a cabo al respecto y que comentaremos detalladamente más adelante son recuperar la confianza en sí mismos; poner en marcha recursos y apoyos; generar nuevos valores; redefinir los roles y funciones de cada miembro de la familia; modificar y adaptar los nuevos escenarios y, sobre todo, tener en cuenta los intereses del grupo familiar en su conjunto (Perpiñán, 2009).

5.2. Hermanos

Pese a que inicialmente la familia de la persona con síndrome de Down tiende a focalizarse en los padres como núcleo inicial, en ningún momento debemos olvidar la función que los hermanos cumplirán en este proceso. Está claro que ya en condiciones normales la llegada de un nuevo miembro es un acontecimiento importante en el seno familiar, pues se "divide" el tiempo dedicado a los hijos. Sin embargo, la complicación aumenta cuando las circunstancias implican a un hermano con síndrome de Down. Está claro que la reacción inicial de los hermanos dependerá de diversos factores como son la edad, el nivel madurativo, la relación familiar, etc. Pero, en general, los hermanos deben acostumbrarse a un nuevo esquema de relación distinto (en la mayoría de los casos) al que se llevaba a cabo hasta ahora, incluso asumir un nuevo rol en un ambiente inicialmente nuevo. Por ello, los hermanos pueden mostrar sentimientos no aflorados hasta ahora en el núcleo familiar: dependencia excesiva, búsqueda de atención permanente, rabietas, tristeza, dificultades escolares, etc. La atención a otro hermano que además tiene una discapacidad puede enmascarar problemas de cierta envergadura en el resto de los hermanos a los que también hay que atender, para no correr el riego de que su presencia y su figura se difumine en el seno familiar.

A raíz de estos nuevos problemas que van surgiendo, es muy importante que queden definidos desde el principio los pasos que se van a llevar a cabo a partir de este momento y anticipar posibles situaciones. Hay que dejar claro al resto de los miembros de la familia que las cosas van a reequilibrarse y que los momentos iniciales de angustia darán paso a otros de calma y reflexión. Si la familia así lo considera, es conveniente consultar a un especialista o profesional que les ayude a orientar la nueva situación y a mantener el clima de cohesión entre todos los integrantes. El grado de desajuste familiar que se produzca va a depender fundamentalmente de tres factores:

- El tipo o el grado del "problema": características del mismo, variables implicadas, tratamientos posibles, etc.
- La dinámica familiar previa: relación entre los miembros, clima familiar, capacidad de adaptación, relaciones con el exterior, capacidad de organización y adaptación, etc.
- El concepto o la definición que se tenga de dicho "problema" por parte de la familia: afrontamiento del mismo, consulta profesional, confianza, etc.

Está claro que las primeras informaciones sobre la situación y, sobre todo, sobre el futuro, van a ser difíciles de aceptar. Resulta fundamental preguntar y plantear las dudas que puedan surgir, sin miedo a poner de manifiesto nuestros sentimientos o emociones, ya que puede significar parte del afrontamiento de la situación.

Algunas de las medidas que ayudan a minimizar las consecuencias del impacto inicial y de la primera reacción a la nueva situación son:

- Tomar decisiones conjuntas sobre las futuras acciones que se van a realizar y anticipar situaciones previas: nueva organización del sistema familiar, horarios, rutinas, necesidades, etc. Debemos intentar imponer soluciones y pactar las nuevas funciones que se pueden derivar.
- Dar información clara, tanto a los hermanos como al resto de la familia. Es importante no intentar ocultar la situación real y comunicar de forma tranquila y sencilla las necesidades y problemas que se pueden derivar de la nueva situación. Es fundamental comunicar de manera eficaz las implicaciones que supone la llegada de un hermano con síndrome de Down e involucrar activamente a toda la familia. Esta comunicación debe realizarse con el mayor optimismo posible.
- No dejar de lado o desatender las necesidades y el afecto que nos demandan los otros hijos. Aunque es normal que inicialmente haya cambios y se vean alteradas las rutinas de la familia, no se debe perder el ambiente positivo anterior. Es muy

recomendable que los hermanos tengan la sensación y la seguridad de que existe un control familiar. Por ejemplo, seguir realizando actividades conjuntas anteriores, aunque se pueda ver modificada la frecuencia de estas.

- Evitar posibles comparaciones entre hermanos. Es adecuado plantear que el proceso educativo y de desarrollo será diferente entre los distintos hijos, pero hay que tener en cuenta que también supondrá experiencias y alegrías diferentes.
- Mantener, en la medida de lo posible, el contacto anterior con la familia y los amigos. Es frecuente encontrarnos con que la familia se siente aislada porque no es capaz de continuar las relaciones anteriores. En muchas ocasiones, estas situaciones se producen porque aparecen sentimientos de vergüenza, o percepción de rechazo (real o no) por parte de los demás, que hacen que la familia se aísle en un entorno muy cerrado. Es fundamental, por tanto, hacer partícipe a la familia y a los amigos de la nueva situación y pedir ayuda si se considera necesario.
- No descuidar la relación con nuestra pareja. Posiblemente es uno de los factores que más se ven perjudicados en este sentido. La cohesión y el acuerdo entre la pareja es primordial para lograr una situación de estabilidad familiar y, en definitiva, para el desarrollo del nuevo hijo. Es muy recomendable seguir manteniendo pequeños "placeres" o momentos de intimidad para contribuir a una mejor relación entre los miembros de la pareja.

Los hermanos suelen manifestar determinados sentimientos que no siempre los padres saben entender. Unos de los principales sentimientos que aparece es el de la sobreprotección al hermano con discapacidad. Es muy frecuente que los hermanos consideren que las normas no son iguales para todos y que se encuentran en situación de desventaja. Además, se les tiende a exigir más responsabilidades con respecto al cuidado y atención del hermano con síndrome de Down. En ocasiones, es el propio hermano el que se autoexige ese exceso de responsabilidad tanto dentro como fuera de la familia. El sentimiento de culpa por la nueva situación también es habitual. La situación de estrés que se comentaba más arriba, es extrapolable también a los hermanos, que sienten que deben encargarse de su hermano con síndrome de Down y que incluso juzgan ciertos comportamientos y actitudes de los padres hacia su hermano con los que ellos no están de acuerdo, porque tienen la visión de hermano, y de persona joven. Es habitual que critiquen miedos que los padres manifiestan, que se rebelen al proteccionismo paterno, etc., sin embargo, cuando manifiestan su opinión esta no siempre es tenida en cuenta por los padres, por lo que se sienten apartados del seno familiar en relación con la toma de decisiones con su hermano afecto y eso provoca insatisfacción, infelicidad, inseguridad y, en definitiva, estrés.

Los hermanos, desde el nacimiento de su hermano con síndrome de Down, son totalmente conscientes del clima que hay en casa: preocupación, angustia, tristeza, etc. A veces se autoimponen intentar mitigar la nueva situación a través de su autoperfección. Los padres, inconscientemente, aumentan el nivel de expectativas que hay hacia los hermanos en compensación por lo que el hijo con discapacidad quizás no les pueda ofrecer. Especialmente, cuando los hermanos son pequeños, interpretan que la atención y cuidados especiales que reciben sus hermanos con síndrome de Down están relacionados con el sentimiento de que ellos mismos no son queridos, o que, al menos, no se les muestra en consonancia con lo que ocurre con su hermano afectado.

Otro de los sentimientos comunes que aparece es la vergüenza. Los hermanos consideran que el mundo exterior puede "juzgarles" por tener un hermano con discapacidad y surge la vergüenza de exponerse frente a otras personas, ya que consideran que pueden sufrir temor, lástima o burla. Sin embargo, de forma contraria, el hermano puede asumir el rol de defensor ante cualquier signo de discriminación o burla por parte de los demás.

Una de las medidas que resulta efectiva es la de información por parte de los padres desde el principio, es decir, en muchas ocasiones, son los propios hermanos lo que no entienden la nueva situación o las consecuencias que de ella se pueden derivar. Los hermanos necesitan conocer y comprender lo que implica tener un hermano con síndrome de Down. No debe ser un tema tabú ni algo de lo que pueda informarse solo de forma superficial. Hay que explicarles claramente qué es el síndrome de Down, qué efectos o qué consecuencias tiene para todos y sobre todo de cara al futuro. Además, esta información debe irse renovando y actualizando conforme pasa el tiempo, dado que es muy probable que surjan nuevas dudas e inquietudes, las etapas del ciclo vital se acompasan con cambios importantes entre unas y otras y las necesidades, problemas y preocupaciones van variando. Es recomendable compartir estas experiencias y sentimientos entre todos los miembros de la familia. A veces, es también aconsejable que los hermanos puedan acudir a grupos de apoyo con otros hermanos, ya que podrán comparar su situación con otras personas que tienen vivencias del mismo tipo.

5.3. Pautas para padres

Aunque no existe un método estándar y establecido para el cuidado y educación de los hijos con síndrome de Down, en este apartado vamos a intentar recoger orientaciones básicas que pretenden ayudar a los padres y a los familiares a que el desarrollo de su vida se lleve a cabo de la forma más normalizada posible y que responden en algunos casos a las preguntas que se plantean los padres durante todo este proceso.

En cuanto a la fase inicial y al diagnóstico del síndrome de Down, es muy común que la alteración genética producida pueda dar lugar a muchas cuestiones internas. En relación con esto:

a) No te centres en la información cromosómica. No eres médico y lo que importa únicamente es que tu hijo tiene un diagnóstico claro que te va a ayudar a conseguir información, ayuda y a seguir unas pautas determinadas en relación con su cuidado, educación y desarrollo en general. Pero no olvides que, aunque tu hijo haya sido diagnosticado con el síndrome de Down, es único y tiene su propia personalidad y su propio desarrollo evolutivo que lo diferencia de los otros.

b) No es posible anticipar cómo será la persona con síndrome de Down, por lo que no te agobies intentando resolver cuanto antes todas las cuestiones que le rodean. Hay que seguir las pautas de desarrollo evolutivo, como con cualquier otro hijo.

c) La persona con síndrome de Down puede en muchos casos desarrollar las mismas capacidades que un niño con desarrollo típico, aunque de una manera más lenta. Céntrate en sus aptitudes, en lo que es y será capaz de alcanzar, y no en los aspectos negativos. Recuerda, el techo para ellos, como para ti, es muy alto.
d) Intenta conocer otros casos y otras familias con hijos con síndrome de Down. Esto te ayudará a comprender mejor su evolución y a compartir distintas experiencias o puntos de vista.
e) Asiste a reuniones, jornadas o congresos especializados donde puedas conocer mejor las necesidades que tiene tu hijo.
f) No busques culpables dentro de la pareja o de la familia. El síndrome de Down es la alteración genética más frecuente y aparece en todas las culturas, etnias y niveles socioeconómicos.
g) Son normales y muy frecuentes los sentimientos de rabia, frustración, rechazo y otros que aparecen en el inicio. No trates de ocultarlos. Intenta hablarlo con los más allegados y si lo necesitas consulta con un profesional especializado. Ten en cuenta que a medida que la situación se estabilice tenderán a minimizarse y en muchos casos a desaparecer y disfrutarás de la experiencia de tener un hijo especial.
h) No olvides que el bebé o el niño con síndrome de Down tiene las mismas necesidades que otro niño: háblale, dirígete a él, cógele en brazos, etc. Estimúlale siempre que tengas oportunidad.

Con respecto al desarrollo de la persona con síndrome de Down y su evolución, es necesario tener en cuenta algunas orientaciones generales que permitan ayudarle:

a) Exige a tu hijo o hija partiendo de sus capacidades, sin olvidar que, como cualquier niño, tiene derechos y obligaciones en casa. Fomenta de esta forma su iniciativa propia y autonomía personal. Evita la sobreprotección inicial y confía en sus capacidades. Pero no pidas imposibles, como te ocurriría a ti, le generaría frustración y abandono de la tarea.

b) Estimula sus relaciones sociales. Es importante que la persona con síndrome de Down se relacione con los demás, ya tengan o no síndrome de Down. Ten en cuenta que el juego es una herramienta fundamental para la estimulación y el desarrollo de tu hijo.
c) Cualquier lugar es buena fuente de estimulación. Aprovecha los distintos ambientes para que reciba información de distintas fuentes: en casa, en la calle, el parque, la piscina, etc.
d) No tengas miedo a la hora de elegir una escuela infantil o centro educativo para tu hijo. Son infinitas las ventajas de su escolarización en centros ordinarios y es uno de sus derechos. Ten en cuenta los recursos que tiene el centro para atender sus necesidades educativas especiales cuando pasen a la etapa de Educación Infantil y, posteriormente, de Infantil a Primaria.

En relación con el lenguaje, Anita Espinosa plantea una serie de problemas habituales en las personas con síndrome de Down y propone una serie de soluciones para padres que proporcionamos aquí:

Cuadro 5.2. *Características del niño con síndrome de Down*

Problemas	*Soluciones*
1. Su aprendizaje se realiza a ritmo lento	1. Brindarle mayor número de experiencias y muy variadas, para que aprenda lo que se le enseña
2. Se fatiga rápidamente y su atención no se mantiene por tiempo prolongado	2. Trabajar inicialmente con él durante periodos cortos y prolongarlos poco a poco
3. Su interés por la actividad a veces está ausente o se sostiene por poco tiempo	3. Motivarlo con alegría y con objetos llamativos y variados para que se interese en la actividad
4. Muchas veces no puede realizar la actividad solo	4. Ayudarle y guiarle a realizar la actividad, hasta que la pueda hacer solo

[.../...]

Cuadro 5.2. *(Continuación)*

Problemas	*Soluciones*
5. La curiosidad por conocer y explorar lo que lo rodea está limitada	5. Despertar en él interés por los objetos y personas que lo rodean, acercándose a él y mostrándole las cosas agradables y llamativas
6. Le cuesta trabajo recordar lo que ha hecho y conocido	6. Repetir muchas veces las tareas ya realizadas, para que recuerde cómo se hacen y para qué sirven
7. No se organiza para aprender de los acontecimientos de la vida diaria	7. Ayudarle siempre a aprovechar todos los hechos que ocurren a su alrededor y su utilidad, relacionando los conceptos con lo aprendido en "clase"
8. Es lento en responder a las órdenes que se le dan	8. Esperar con paciencia y ayudarle, estimulándole al mismo tiempo a dar una respuesta cada vez más rápida
9. No se le ocurre inventar o buscar situaciones nuevas	9. Conducirle a explorar situaciones nuevas y a tener iniciativas
10. Tiene dificultad en solucionar problemas nuevos, aunque estos sean parecidos a otros vividos anteriormente	10. Trabajar permanentemente dándole oportunidades de resolver situaciones de la vida diaria, no anticipándose a él, ni respondiendo en su lugar
11. Puede aprender mejor cuando ha obtenido éxito en las actividades anteriores	11. Conocer en qué orden se le debe enseñar, ofrecerle muchas oportunidades de éxito y secuenciar bien las dificultades
12. Cuando conoce de inmediato los resultados positivos de su actividad, se interesa más en seguir colaborando	12. Decirle siempre lo bien que lo ha hecho y animarle por el éxito que ha logrado. Así se obtiene mayor interés y tolera más tiempo de trabajo
13. Cuando participa activamente en la tarea, la aprende mejor y la olvida menos	13. Planear actividades en las cuales él sea quien intervenga o actúe como persona principal
14. Cuando se le pide que realice muchas tareas en corto tiempo, se confunde y rechaza la situación	14. Seleccionar las tareas y repartirlas en el tiempo, de forma tal que no le agobien ni le cansen

Fuente: Anita Espinosa de Gutiérrez (recuperado de <www.down21materialdidactico.org>).

Por último, nos gustaría ofrecer algunas recomendaciones en cuanto a apoyos dentro del núcleo familiar:

- Conoce los recursos y servicios sociales que existen en tu ciudad o comarca. Inicialmente pueden orientarte en cuanto a aspectos legales.
- Implica al resto de los miembros familiares en esta nueva etapa. La mayoría intentará ayudar y aceptará la nueva situación. Cuanto más natural y normalizada sea vuestra reacción, más positivismo se creará en el entorno. En caso de que alguien tenga más reparo, se ha de tener en cuenta que en la mayoría de las ocasiones se debe al mero desconocimiento de cómo afrontar la nueva situación, no a una actitud negativa.
- Como ya indicamos, acude a especialistas y asociaciones que puedan ayudarte y, sobre todo, ayudar a tu hijo a que desarrolle al máximo sus capacidades.

5.4. Asociaciones

Uno de los grandes avances que se han producido en los últimos años en cuanto a intervención en síndrome de Down es la creciente aparición de distintos organismos y colectivos formados por esta población y sus familias, que suponen un verdadero apoyo, tanto a un nivel personal como en el de representación institucional. Es por ello por lo que ya ante la primera noticia de la llegada o nacimiento de una persona con síndrome de Down, los distintos profesionales sanitarios aconsejan a las familias ponerse en contacto cuanto antes con la asociación o fundación más próxima a su domicilio, para poder comenzar una orientación plena a las familias por parte de profesionales especializados en este ámbito.

Actualmente, la Federación Down España es la única organización de síndrome de Down de ámbito nacional en nuestro país. Pertenece a asociaciones de ámbito internacional como la European Down Syndrome Association (EDSA) y Down Syndrome International (DSI) y es miembro fundador de la Federación Iberoamericana de Síndrome de Down (FIADOWN) y del Instituto Iberoamericano de Investigación y Apoyo a la Discapacidad Intelectual.

A su vez, Down España está compuesta por numerosas asociaciones. Esta obra incluye un anexo que puede descargarse en la página web de la editorial <www.sintesis.com> con el listado de aquellas que disponen de página web junto a otras asociaciones que no están bajo el paraguas de Down España (este listado no recoge asociaciones no específicas de síndrome de Down).

Igualmente, algunas entidades internacionales de interés son Federación Iberoamericana de Síndrome de Down, Fundación Iberoamericana Down 21, European Down Syndrome Association y Down Syndrome International.

Resumen

El diagnóstico de síndrome de Down inicialmente supone un duro revés en el núcleo familiar que en este primer momento desarrolla una serie de reacciones emocionales que hacen que surjan muchos sentimientos encontrados, temores y una gran incertidumbre. La mayoría de las veces, las familias se sienten abrumadas e incapaces de cuidar al recién nacido.

Suelen producirse dos reacciones claras, por un lado, el conflicto entre "lo que se esperaba" y la experiencia de la "realidad presente" y aparecen sentimientos como la conmoción, el rechazo, la pena, la ansiedad o la culpa; sin embargo, a estos sentimientos les sucede un periodo con distintas fases de reacción, adaptación y orientación.

Es común el estado de estrés. Esta situación de estrés viene delimitada entre otras cosas por el cuidado y la educación del niño con síndrome de Down. Ante la llegada del niño con síndrome de Down suelen producirse dos valoraciones, una valoración primaria, donde se analizan las consecuencias derivadas de la nueva situación. Este proceso es en sí mismo estresante dada la poca información que existe en la sociedad acerca de los pasos a seguir en este primer momento; un proceso de valoración secundaria en el que los padres se evalúan a sí mismos en relación con su capacidad personal a la hora de afrontar la nueva situación.

A la hora de guiar a los padres en la crianza y educación de su hijo es importante que la familia no se centre en el diagnóstico más allá que para saber qué es lo que tiene su hijo, pero las diferencias interindividuales son tan grandes que no se puede generalizar, cada uno tiene su propia personalidad y su propio desarrollo evolutivo. Las personas con síndrome de Down pueden desarrollar las mismas capacidades que un niño con desarrollo típico, aunque de una manera más lenta, por eso es necesario no perder de vista las pautas de desarrollo evolutivo normotípicas. Es muy necesario que los padres se centren en las aptitudes y no tanto en las limitaciones, y que sean realistas en cuanto a lo que pueden esperar o no de su hijo.

Es muy recomendable que los padres entren en contacto con asociaciones u otros padres quienes disminuirán su estrés y disiparán muchas dudas, toda vez que les ayudarán en muchas tomas de decisiones y harán recomendaciones muy oportunas.

Caso clínico

Dímelo hablando

Juan nació en Madrid en febrero de 2004. Hoy tiene trece años y es un joven feliz. Sin embargo, con esta edad no ha adquirido el lenguaje oral. Tiene síndrome de Down.

Su caso, sin ser aislado, no es habitual. Es sabido que las personas con síndrome de Down suelen tener problemas de comunicación y problemas de lenguaje sobre todo en el área fonética, pero la gran mayoría tienen la capacidad y destrezas de comunicación oral. No es el caso de nuestro hijo Juan, que no tiene la capacidad de comunicarse oralmente con los que le rodean. Sin embargo, su intención comunicativa y su capacidad para entender y hacerse entender son muy grandes, pues tiene desarrollada la capacidad de comunicación no verbal.

Juan es el segundo de tres hermanos, en una familia estructurada. Con respecto a sus hermanos tiene una diferencia de edad de dieciocho meses con cada uno, con los que se encuentra muy ligado afectivamente, así como con sus padres y otros miembros de la familia (abuelas, tíos, primos).

Junto a otras patologías superadas, Juan ha tenido y, en parte tiene, un problema de movilidad: ha tenido subluxación de las rótulas de ambas rodillas, pies planos y valgos. Ello le impide andar y correr adecuadamente y le produce dolor de pies al caminar o al estar de pie mucho tiempo. Hasta los cinco años no pudo caminar solo y, desde entonces (operado de la rótula de la rodilla derecha), camina con normalidad, aunque con caídas reiteradas y con más lentitud (a causa de la otra rodilla, aún no operada).

Estos dos problemas ligados, el de capacidad de comunicación oral y el de movilidad, hacen que Juan se haya encontrado hasta ahora más aislado de lo que suele ser habitual respecto a su entorno de niños y niñas, y que haya ido desarrollado actitudes negativas en el comportamiento con los demás: al no entender lo que se le dice o al no poder expresarse y que le entiendan, para ganar la atención del otro, tiende a agarrar, a empujar, a llamar la atención, en definitiva, lo que se ve como molestia o agresividad por los otros y como mero juego por él. Y esto conlleva un mayor alejamiento de todos estos momentos y de esas personas. Si a ello unimos que muestra momentos muy cortos de atención se incrementa la dificultad comunicativa y de aprendizaje.

Desde la familia hemos trabajado continuamente con esta situación a partir de la atención médica para las cuestiones motrices, propias de la traumatología, hasta las dificultades en la adquisición del lenguaje y del comportamiento, en continua colaboración con el Centro de Educación Especial al que acude desde los cinco años: en este centro trabaja con profesionales todos los campos mencionados y nos dan pautas para desarrollarlos también en casa. Además de los servicios del centro, se han trabajado estos aspectos con apoyo profesional en actividades extraescolares de logopedia, fisioterapia, hipoterapia, hidroterapia o musicoterapia desde los seis años.

Los padres, en casa, trabajamos la comunicación con Juan siguiendo las pautas propuestas desde el colegio, con la dificultad que entraña acercarse a un nuevo sistema de signos desconocido para toda la familia; por ello utilizamos sistemas de comunicación aumentativos, como el bimodal, con el que pretendemos tener una comprensión mayor por parte de Juan y, sobre todo, para entender aquello que nos comunica. Juan se muestra expresivo y maneja con soltura gestos e ilustradores no verbales con los que entendemos en el entorno familiar y en el centro educativo lo que quiere comunicar. La utilización de preguntas sobre lo ya entendido nos ayuda a completar la información que Juan quiere trasmitir. Su lenguaje oral activo es completado con los signos que maneja con facilidad, ampliando cada vez más los mismos de acuerdo con lo aprendido fundamentalmente en el colegio. Los gestos, los indicadores, los emblemas, los adaptadores y, sobre todo, los ilustradores ayudan a ampliar ese sistema en el día a día. Con esta situación muchas cosas han cambiado en la comunicación en familia en casa, ya que intentamos adaptar el ritmo, el tono... a Juan, y procuramos utilizar signos que ilustren lo que decimos para integrarle en la comunicación familiar. Más sencillo es cuando la comunicación es entre Juan y otro miembro de la familia, pues esa bidireccionalidad comunicativa nos permite insistir (repetir) en los elementos básicos del mensaje y comprobar que ha entendido lo que se le ha comunicado, así como que lo que hemos entendido se ajusta a lo que nos quiere trasmitir.

Por otro lado, poco a poco, Juan va dando muestras de entender lo que pretendemos comunicarle. Hasta ahora era más complicado, ya que al principio no entendía lo que le comunicábamos; y, hasta hace poco, no sabíamos si entendía lo que se le decía. Sin embargo, dado el carácter repetitivo de frases, preguntas, expresiones y órdenes, este tipo de lenguaje empieza a ser manejado pasivamente por Juan, que entiende las cuestiones.

Últimamente, Juan ha comenzado a tomar la iniciativa comunicativa para informarnos de las cosas que ha hecho o que considera importantes. Así, por medio de la comunicación que realizamos con el colegio a través de una agenda en la que con los pictogramas transmitimos lo más importante o destacable de algunas actividades relacionadas con Juan, por la tarde o del fin de semana, puede contar en casa lo que ha hecho o comido en el colegio y en el colegio lo que ha hecho o acontecimientos que ha vivido en casa o en su tiempo de descanso del fin de semana. Para los padres y los profesores se complementa esta agenda de pictogramas con una agenda diaria escrita por los padres o profesores en la que se especifica lo dicho a través de los pictogramas para así poder entender correctamente lo que cuenta Juan en cada lugar.

La evolución de su comunicación no verbal durante todos estos años ha sido muy positiva, así como su intención comunicativa en todo momento, expresando sus necesidades, sentimientos y emociones correctamente de esta manera. Pero desde hace dos años, la adquisición de la comunicación oral sencilla, de palabras y pequeñas estructuras oracionales ha dinamizado su capacidad receptiva y, sobre todo, expresiva, multiplicando su comunicación con los demás. Aunque el punto de articulación no es bueno en muchos fonemas, los familiares entendemos ahora muchas de las expresiones y de los comentarios o preguntas que realiza Juan, lo que hace más sencilla la convivencia diaria en este aspecto. Igualmente, en el entorno no familiar ha conseguido atraer la atención de otros al comunicarse oralmente con ellos (que suelen desconocer el sistema bimodal) y expresarles lo que quiere oralmente; además, muchos de los gestos y signos son reconocibles ahora por casi todos al ser adaptadores o reguladores del lenguaje de uso común.

Personalmente, como padres, este avance en la comunicación de Juan es una satisfacción por el trabajo realizado por profesionales y familiares y supone una cierta tranquilidad respecto a sus posibilidades de evolución en la adquisición del lenguaje. Juan es consciente de su avance en esta materia y siente la compensación de poder obtener aquello que pide oralmente, lo que le motiva a realizar el esfuerzo comunicativo oral. En este sentido, la repetición de estructuras y del léxico es algo que hacemos los familiares a su alrededor, para que pueda ir fijando los elementos fonéticos concretos. Por ejemplo, tiende a saltarse los primeros fonemas o sílabas de las palabras y siempre intentamos repetir lo que ha dicho en nuestra respuesta o le pedimos que repita con nosotros esas sílabas.

No obstante, durante el último año, la evolución de Juan ha sido positiva, tanto en la actitud hacia los demás como por su interés a la hora de comunicarse con los otros, más allá de la familia. En los últimos meses, con trece años y medio, Juan presenta una evolución positiva en los aspectos conversacionales, con una notable voluntad comunicativa y manteniendo con mayor frecuencia la atención tanto en los tiempos de espera conversacionales como en las acciones y actividades que le proponemos los mayores. Este tipo de situación no suele darse con chicos de su edad o más pequeños, ya que no atiende a los comentarios, preguntas u órdenes. Sí que sucede con personas mayores a las que se siente más ligado emocionalmente (familia) o profesionalmente (profesores o tutores) con las que encuentra un espacio de comunicación más cómodo.

Respecto al lenguaje expresivo y comprensivo, en el colegio y en casa trabajamos con Juan complementando el lenguaje oral con apoyo signado. Para ello utilizamos el sistema aumentativo denominado bimodal y también el apoyo o soporte de pictogramas para recordar las actividades que se han realizado en el día y para contar estas actividades posteriormente a otras personas. De forma muy dirigida Juan ha comenzado a estructurar oraciones siguiendo el orden lógico establecido (sujeto, verbo y complemento). Con ello se busca el desarrollo de su lenguaje oral y de su capacidad de comprensión verbal.

Respecto a la articulación del habla, Juan ha evolucionado muy positivamente en los últimos meses, mejorando el punto y el modo de articulación siempre que se utiliza el apoyo de kinemas, con lo que trabajamos tanto en el colegio como en casa.

Conscientes de que la comunicación es una de las capacidades básicas de los seres humanos para asegurar su existencia y para su calidad de vida autónoma y que la comunicación es algo por lo que se define al ser humano, algo que marca su evolución y el crecimiento de su personalidad a través de la capacidad de diálogo, desde esta familia consideramos esencial cualquier herramienta útil para el desarrollo de la capacidad comunicativa de Juan. Por ello pensamos que para que Juan pueda adquirir conocimientos, trasmitir información y regular sus relaciones con los otros es necesario que pueda realizar actos de habla ilocutivos en los que imprima la intencionalidad y las emociones que marca hacia los demás; y estos actos de habla los viene realizando últimamente de forma correcta, ya que a través de su comunicación logra modificar comportamientos de los que le rodeamos, nos anima a reír o sentir tristeza, conscientemente; nos persuade, en definitiva. Y es un objetivo que creemos que realiza cada vez mejor. Asimismo, consideramos que es necesario que pueda entender los elementos perlocutivos del lenguaje, algo que creemos que es más difícil y que requiere otras habilidades comunicativas para interpretar lo que se dice. Por ello, desde la familia marcamos claramente, a través de los elementos kinésicos, proxémicos y paralingüísticos, nuestra comunicación con él para que pueda entenderlos de manera correcta Juan. No obstante, como padres consideramos fundamental para la comunicación el desarrollo de la verbalidad y junto a los profesionales nos empeñamos en la adquisición de la misma. Trabajamos para que junto con el desarrollo del pensamiento emocional Juan logre desarrollar su pensamiento racional y consideramos que está muy ligado a la capacidad de verbalización, en su caso.

Creo haber leído, respecto a esta dualidad del pensamiento, algunos trabajos de Lamberto Maffei en los que explica el fundamento científico por las propias características fisiológicas del cerebro humano. Este especialista en neurociencia señala que los dos hemisferios cerebrales tienen funciones distintas: generalizando, podemos considerar que el hemisferio derecho está más especializado en las funciones visuales y en la percepción de los componentes emotivos de la información visual, mientras que el hemisferio izquierdo es el hemisferio lingüístico y el "hemisferio del tiempo", ya que el lenguaje está compuesto por una secuencia de hechos vocales vinculados por una lógica interna y distribuidos en el tiempo. Al trabajar con impulsos visuales, como los pictogramas e imágenes, estamos desarrollando más la capacidad del hemisferio derecho, pero al hacerlo relacionado con el lenguaje que acompaña a esas imágenes se desarrolla paralelamente el hemisferio izquierdo, donde se carga el pensamiento racional. Parece ser que los elementos visuales se cargan en serie, no en paralelo, como los elementos lingüísticos, y por ello el hemisferio derecho desempeñaría sobre todo funciones emocionales, no verbales.

En términos de neurociencia, ante la posibilidad de un pensamiento rápido (reflejos a los estímulos sensoriales, reflejos condicionales en la sociedad e intuición espontanea) y de un pensamiento lento, racional, creo que debemos apostar por este último, no solamente por la evolución biológica sino también por la cultural, cada vez más importante. Por ello, considero que los métodos tradicionales de aprendizaje, adquiriendo las capacidades de lectoescritura, son necesarios para el desarrollo de la comunicación en casos como el de Juan. Y la puesta en marcha de los lenguajes aumentativos puede ayudar a desarrollar el lenguaje y las habilidades sociales necesarias en la sociedad actual en la que cada vez están más presentes las imágenes e iconos junto con la comunicación verbal.

J. C. Gómez Alonso (padre de Juan)

Preguntas de autoevaluación

1. Entre las primeras reacciones que manifiesta la familia del bebé/niño con síndrome de Down podemos encontrar:

   a) La respuesta emocional inicial es positiva. ☐
   b) El impacto inicial de la noticia es heterogéneo, dependiendo de los padres. ☐
   c) Se manifiestan sensaciones de irrealidad. ☐
   d) Se identifican siempre distintos tipos de procesos por los que todos los padres necesariamente pasan. ☐
   e) El duelo no supone un periodo de estrés. ☐

2. Dentro de las medidas que ayudan a minimizar las consecuencias del impacto inicial y de la primera reacción a la nueva situación podemos encontrar:

   a) Intentar mantener la misma organización del sistema familiar. ☐
   b) Imponer soluciones, manteniendo como objetivo principal el desarrollo del bebé con síndrome de Down. ☐
   c) Atender únicamente a las necesidades y el afecto que nos demanda el bebé con síndrome de Down. ☐
   d) Evitar posibles comparaciones entre hermanos. ☐
   e) Cambiar el estilo de relación con nuestra pareja. ☐

3. Para evitar que surjan problemas o conflictos ante la nueva situación entre los hermanos es conveniente:

   a) Informarles desde el principio de manera muy clara de las características de la nueva situación. ☐
   b) Hablar de manera superficial una única y primera vez sobre el tema. ☐
   c) Compartir la información de manera siempre individual con cada uno de los miembros de la familia. ☐
   d) Mantener la autoexigencia de los propios hermanos. ☐
   e) Mitigar los sentimientos de infelicidad por parte de los hermanos. ☐

4. En cuanto a las pautas y orientaciones para padres, es aconsejable:

   a) Tener en cuenta lo que conlleva la organización cromosómica como tal. ☐
   b) Estimular principalmente las relaciones del niño con otros niños síndrome de Down. ☐
   c) Intentar desarrollar su estimulación siempre en los mismos entornos. ☐
   d) Centrarse en las capacidades del niño y tanto en sus derechos como en sus obligaciones. ☐
   e) Anticipar cómo será la persona con síndrome de Down y resolver cuanto antes todas las cuestiones que le rodean. ☐

5. El estado de *shock* por parte de los padres está relacionado con sentimientos de:

   a) Culpa. ☐
   b) Incompetencia. ☐
   c) Conmoción. ☐
   d) Angustia. ☐
   e) Todas las anteriores pueden ser. ☐

Clave de respuestas

Capítulo 1

	a	b	c	d	e
1.ª pregunta	☐	☐	☐	☑	☐
2.ª pregunta	☑	☐	☐	☐	☐
3.ª pregunta	☐	☑	☐	☐	☐
4.ª pregunta	☐	☐	☑	☐	☐
5.ª pregunta	☐	☐	☐	☑	☐

Capítulo 2

	a	b	c	d	e
1.ª pregunta	☐	☐	☑	☐	☐
2.ª pregunta	☐	☐	☑	☐	☐
3.ª pregunta	☐	☑	☐	☐	☐
4.ª pregunta	☐	☑	☐	☐	☐
5.ª pregunta	☑	☐	☐	☐	☐

Capítulo 3

	a	b	c	d
1.ª pregunta	☐	☑	☐	☐
2.ª pregunta	☐	☐	☐	☑
3.ª pregunta	☑	☐	☐	☐
4.ª pregunta	☐	☑	☐	☐
5.ª pregunta	☑	☐	☐	☐

Capítulo 4

	a	b	c	d
1.ª pregunta	☐	☐	☑	☐
2.ª pregunta	☐	☐	☑	☐
3.ª pregunta	☑	☐	☐	☐
4.ª pregunta	☐	☐	☑	☐
5.ª pregunta	☐	☐	☐	☑

Capítulo 5

	a	b	c	d	e
1.ª pregunta	☐	☑	☐	☐	☐
2.ª pregunta	☑	☐	☐	☐	☐
3.ª pregunta	☑	☐	☐	☐	☐
4.ª pregunta	☐	☐	☐	☑	☐
5.ª pregunta	☐	☐	☐	☐	☑

Bibliografía seleccionada

Con el propósito de poner en práctica unos principios ecológicos, económicos y prácticos, el listado completo y actualizado de las fuentes bibliográficas empleadas por los autores en este libro se encuentra disponible en la página web de la editorial www.sintesis.com.

Las personas interesadas se lo pueden descargar y utilizar como más les convenga: conservar, imprimir, utilizar en sus trabajos, etc.

ABBEDUTO, L., WARREN, S. F. y CONNERS, F. A. (2007). "Language development in Down syndrome: From the prelinguistic period to the acquisition of literacy". *Mental Retardation and Developmental Disabilities Research Reviews*, *13*, 247-261.

ARREGI, A. (1997). *Síndrome de Down: Necesidades educativas y desarrollo del lenguaje*. Vitoria, Departamento de Educación, Universidades e Investigación, Gobierno Vasco.

BERGLUND, E., ERIKSSON, M. y JOHANSSON, I. (2001). "Parental reports of spoken language skills in children with Down syndrome". *Journal of Speech, Language & Hearing Research*, *44*, 179-191.

CASELLI, M. C., MONACO, L., TRASCIANI, M. y VICARI, S. (2008). "Language in Italian children with Down syndrome and with specific language impairment". *Neuropsychology*, *22*, 27-35.

CHAPMAN, R. S. (1997). "Language development in adolescents with Down syndrome". En S. PUESCHEL y M. SUSTROVA (eds.). *Adolescents with Down Syndrome* (pp. 99-110). Baltimore: Brooks.

Chapman, R. S. y Hesketh, L. J. (2001). "Language, cognition, and short-term memory in individuals with Down syndrome". *Down Syndrome Research and Practice*, *7*, 1-7.

Contreras, A., Cammarata, F., Calderón, J., Lacruz, M. A., Vega, M. y Rodríguez, A. (2014). "Reacción de los padres ante la comunicación del diagnóstico de un hijo con síndrome de Down". *Archivo Venezolano de Puericultura Pediátrica*, *77*, 70-74.

Fernández-Urquiza, M., Díaz, F., Moreno, V., Lázaro, M. y Simón, T. (2015). *Protocolo Rápido de Evaluación Pragmática Revisado*. Valencia: Universidad de Valencia.

Galeote, M., Soto, P., Checa, E., Gómez, A. y Lamela, E. (2008). "The acquisition of productive vocabulary in Spanish children with Down syndrome". *Journal of Intellectual & Developmental Disability*, *33*, 292-302.

Galeote, M., Soto, P., Lamela, E., Checa, E., Pulido, L. y Rey, R. (2006). "Adaptación de los Inventarios de Desarrollo Comunicativo MacArthur-Bates para el estudio del desarrollo del lenguaje en niños con síndrome de Down". *Revista de Atención Temprana*, *9*, 4-16.

Galeote, M., Rey, R., Checa, E. y Sebastián, E. (2010). "El desarrollo de la morfosintaxis en niños con síndrome de Down: primeros datos normativos". *Revista de Síndrome de Down*, *27*, 138-148.

Kaminker, P., y Armando, R. (2008). "Síndrome de Down. Primera parte: enfoque clínico-genético". *Archivos Argentinos de Pediatría*, *106*, 249-259.

Kavanagh, K. T. (1995). "Ear, nose and sinus conditions of children with Down syndrome". En D. Van Dyke, P. Matthies, S. Eberly, y J. Williams (eds.), *Medical and Surgical Care for Children with Down Syndrome: A Guide for Parents* (pp. 155-174). Bethesda: Woodbine House.

Kumin, L. (1997). *Cómo facilitar las habilidades comunicativas de los niños con síndrome de Down. Una guía para padres*. Barcelona: Ediciones Paidós.

— (2002). "Inteligibilidad del habla en las personas con síndrome de Down: un marco para señalar factores específicos útiles en la evaluación y tratamiento". *Revista Síndrome de Down*, *19*, 14-23.

Laws, G. y Bishop, V. M. (2003). "A comparison of language abilities in adolescents with Down syndrome and children with specific language impairment". *Journal of Speech, Language, and Hearing Research*, *46*, 1324-1339.

Lázaro, M., Garayzábal, E. y Moraleda, E. (2013). "Differences on morphological and phonological processing between typically developing children and children with Down syndrome". *Research in Developmental Disabilities*, *34*, 2.065-2.074.

LEDDY, M. y GILL, G. (1999). "Enhancing the speech and language skills of adults with Down syndrome". En J. F. MILLER, M. LEDDY y L. A. LEAVITT (eds.), *Improving the Communication of People with Down Syndrome*. Baltimore: Paul H. Brookes.

LYNNE, E., HEWITT, A. S., HINKLE, A. y MICCIO, W. (2005). "Intervention to improve expressive grammar for adults with Down syndrome". *Communication Disorders Quarterly*, *26*, 144-155.

MARTÍNEZ, B. y GARCÍA, J. N. (2007). "Cómo evaluar la memoria operativa en personas con síndrome de Down". En J. N. GARCÍA (coord.), *Instrumentos y programas de intervención en las dificultades del desarrollo*. Madrid: Pirámide.

MILLER, J. y LEDDY, M. (1999). "Verbal fluency, speech intelligibility, and communicative effectiveness". En J. MILLER, M. LEDDY y L. LEAVITT (eds.), *Improving the Communication of People with Down Syndrome* (pp. 81-91). Baltimore: Paul H. Brookes.

MILLER, J., LEDDY, M. y LEAVITT, L. (2001). *Síndrome de Down: comunicación, lenguaje, habla*. Barcelona: Masson y Fundación Síndrome de Down de Cantabria.

MORALEDA, E. (2011). "Análisis del desarrollo morfosintáctico en personas con síndrome de Down en el periodo infantil y adolescente". *Revista de Investigación en Logopedia*, *1*, 121-129.

TRONCOSO, M. A. y DEL CERRO, M. M. (1998). *Síndrome de Down: Lectura y escritura*. Barcelona: Masson.

YODER, P., WOYNAROSKI, T., FEY, M. y WARREN, S. (2014). "Effects of dose frequency of early communication intervention in young children with and without Down syndrome". *American Journal of Intellectual Disabilities*, *119*, 17-32.